ENSEÑAR AL NIÑO A USAR EL INODORO es uno de los procesos más difíciles —y al mismo tiempo más gratificantes— que asumen los padres. Basado en las más recientes investigaciones y recomendaciones de la Academia Americana de Pediatría, este manual esencial responde a las preguntas más comunes que los padres tienen acerca del entrenamiento para usar el inodoro y qué hacer cuando el niño moja la cama. Entre otras, el libro aborda las siguientes preguntas:

- ¿Cómo sabré si mi hijo está listo?
- ¿Qué hago si mi hijo se resiste?
- ¿Qué debo hacer cuando el niño moja la cama y tiene otros "accidentes"?
- ¿Cuál es el mejor modo de fomentar el progreso?
- ¿Qué debo hacer si mi hijo está estreñido?
- ¿Cómo elijo una sillita orinal o bacinilla?
- ¿Debo entrenar al niño antes de que entre a preescolar?
- ¿Cómo puedo garantizar que mi hijo permanezca seco toda la noche?
- ¿Cuánto tarda el entrenamiento en total?

...y muchos temas más para propiciar una experiencia positiva y enriquecedora para padres e hijos a medida que enfrentan este importante hito en el desarrollo infantil.

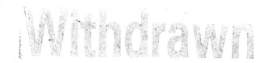

Libros sobre cuidado infantil de la Academia Americana de Pediatría

El cuidado de su hijo pequeño
Desde que nace hasta los cinco años

El primer año de su bebé

Nueva guía de lactancia materna

Guía para enseñar al niño a usar el inodoro

En inglés

Caring for Your Baby and Young Child
Birth to Age 5

Caring for Your School-Age Child
Ages 5 to 12

Caring for Your Teenager

Your Baby's First Year

Guide to Your Child's Symptoms

Guide to Your Child's Sleep

Guide to Your Child's Allergies and Asthma

Guide to Your Child's Nutrition

New Mother's Guide to Breastfeeding

Guide to Toilet Training

ADHD: A Complete and Authoritative Guide

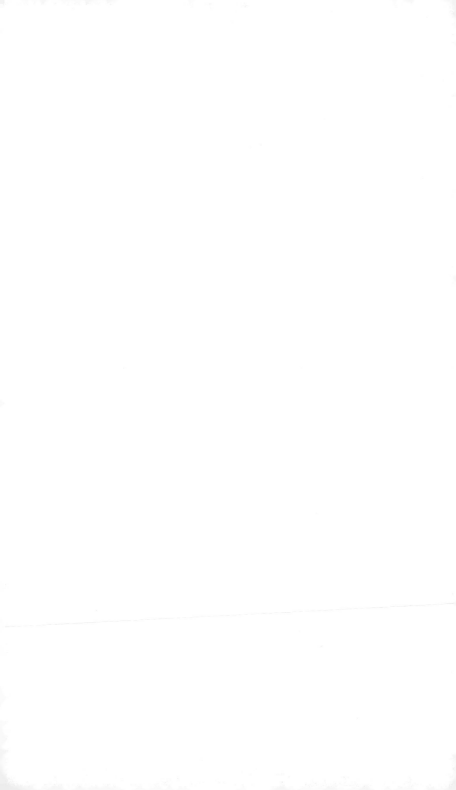

Academia Americana de Pediatría

Guía para enseñar al niño a usar el inodoro

Mark L. Wolraich, MD, FAAP,
Editor Jefe
Jonto con Sherill Tippins

M. Rosario González-de-Rivas,
MD, FAAP
Editor Médico

Equipo editorial de la AAP

Directora, Departamento de Mercadeo y Publicaciones
Maureen DeRosa, MPA

Director, División de Desarrollo de Productos
Mark Grimes

Gerente, Desarrollo de Productos
Jeff Mahony

Gerente, Publicaciones para el Consumidor
Eileen Glasstetter

Directora, División de Publicaciones y Servicios de Producción
Sandi King, MS

Gerente, Servicios Editoriales
Kate Larson

Director, División de Mercadeo y Ventas
Jill Ferguson

Gerente, Mercadeo y Ventas de Productos al Consumidor
Susan Thompson

ISBN 1-58110-127-9

Revisores/Colaboradores

❖ ❖ ❖ ❖

Editor Jefe
Mark L. Wolraich, MD, FAAP

Editor Médico
M. Rosario González-de-Rivas, MD

Revisor de la Junta Directiva de la AAP
Alan E. Kohrt, MD, FAAP

Academia Americana de Pediatría

Director Ejecutivo
Joe M. Sanders, Jr, MD, FAAP

Director Ejecutivo Asociado
Roger F. Suchyta, MD, FAAP

Director, Departamento de Educación
Robert Perelman, MD, FAAP

Director, División de Educación Pública
Lisa R. Miller

*Gerente, División de Publicaciones
de Educación Pública al Consumidor*
Brent L. Heathcott, CAE

*Coordinadora, División de Publicaciones
de Educación Pública al Consumidor*
Holly Kaminski

Colaboradores
F. Daniel Armstrong, PhD
George C. Cohen, MD, FAAP
William L. Coleman, MD, FAAP
Barbara J. Howard, MD, FAAP
J. Lane Tanner, MD, FAAP
Hyman C. Tolmas, MD, FAAP

Escritora
Sherill Tippins

Traducción
rosa+wesley, inc./Gladys Rosa-Mendoza
Patricia Abello, Licenciada en Comunicación Social

Ilustrador
Tony LeTourneau, Rolin Graphics Inc.

Editores
Beth Rashbaum
Stacie Fine

Este libro está dedicado a todas las personas que reconocen
que los niños son la más grande inspiración del presente
y la más grande esperanza del futuro. Y a Ni-Zhoni,
que aprendió solita a usar el inodoro antes de poder
beneficiarse de los consejos de este libro.

MARK L. WOLRAICH, MD, FAAP

Nota Importante

❖　❖　❖　❖

La información de este libro no busca sustituir sino complementar los consejos del pediatra de su hijo. Antes de iniciar cualquier tratamiento o programa médico, debe consultar con su propio pediatra, quien tendrá en cuenta las necesidades individuales de su hijo y podrá aconsejarle sobre síntomas y tratamientos específicos. Si tiene cualquier inquietud de cómo la información de este libro se ajusta al caso concreto de su hijo, hable con su pediatra.

La información y los consejos de este libro se ajustan por igual a niños de ambos sexos (excepto cuando se especifica el género). Sin embargo, para efectos de uniformidad, se utiliza el género masculino a lo largo del libro.

Este libro ha sido producido por la Academia Americana de Pediatría. Los autores, editores y colaboradores son autoridades expertas en el campo de la pediatría. Ningún tipo de implicación comercial ha sido solicitada o aceptada en la producción de esta publicación.

Tabla de Contenido

◆ ◆ ◆ ◆

Prefacio

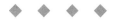

La Academia Americana de Pediatría (AAP), le da la bienvenida a la *Guía para enseñar al niño a usar el inodoro*, el más reciente libro de la serie de orientación para padres.

El ayudar a un niño a través del proceso para aprender a usar el inodoro puede ser uno de los desafíos más fuertes a los que se enfrenten los padres. Aunque el aprender a ir al baño de manera independiente es parte natural del crecimiento, los padres a menudo se preguntan: "¿Cómo sé si mi hijo está listo?" Este libro ayudará a los padres a aprender a reconocer las señales psicológicas, cognoscitivas y verbales indicativas de que un niño está listo para aprender a usar el inodoro. Muchos otros temas importantes también se abordan en este libro, incluyendo cómo enfrentarse a "accidentes" y regresiones, cómo entrenar a un niño mayor o con necesidades especiales y cómo asumir el hecho de que el niño moje la cama y ensucie la ropa interior.

Lo que distingue a *Guía para enseñar al niño a usar el inodoro* de otros libros de consulta sobre estos temas, es que ha sido extensamente revisado por pediatras especializados en esta área. Bajo la dirección de nuestro editor jefe, el material de este libro fue diseñado con la asesoría de numerosos revisores y colaboradores de la Academia Americana de Pediatría.

Confiamos en que este libro se convierta en un recurso valioso y en una guía de consulta para padres y encargados del cuidado de niños. Recomendamos su uso conjuntamente con el consejo y la asesoría de los pediatras de nuestros lectores, quienes brindarán la orientación individual y la ayuda acorde con la salud de cada niño. Puesto que la información médica cambia constantemente, se han hecho todos los esfuerzos posibles por garantizar que este libro contenga los hallazgos más recientes. Los lectores que deseen mantenerse al tanto de estos y otros temas, pueden visitar las páginas electrónicas de la AAP, www.aap.org. Los padres también pueden tener acceso a información de salud para el consumidor en la www.medem.com, una red electrónica de salud creada por la AAP y otras sociedades médicas líderes.

La Academia Americana de Pediatría es una organización de 57,000 pediatras primarios, subespecialistas pediátricos y cirujanos pediátricos especializados, dedicados a la salud, seguridad y bienestar de bebés, niños, adolescentes y adultos jóvenes. *Guía para enseñar al niño a usar el inodoro* es parte de los continuos esfuerzos de la Academia por brindar a los padres y al personal que cuida a niños información de alta calidad sobre una amplia gama de asuntos relacionados con la salud infantil.

Joe M. Sanders, Jr, MD, FAAP
Director Ejecutivo

CAPÍTULO 1

Aprender a usar el baño: parte natural del crecimiento

❖ ❖ ❖ ❖

"Acabamos de empezar a entrenar a Andrés para usar el inodoro y ya estoy confundida", escribe Laura, mamá de un pequeño de dos años. "Creo que hemos hecho todo lo correcto. Hace cuatro semanas mi esposo y yo le compramos su primera bacinilla, le explicamos lo que era y la pusimos en el baño. Andrés no mostró el más mínimo interés en usarla —excepto como sombrero— pero procuramos no presionarlo. Finalmente esta mañana, cuando se despertó, ya no resistí la tentación y le pregunté si hoy quería usar la bacinilla. Me miró ¡y se echó a llorar! No entendí la razón de su llanto. No sabía cómo reaccionar, así que sencillamente lo abracé y le dije: —Está bien, mi amor, no tienes que hacerlo—. Pero quisiera que alguien me ayudara a entender lo que está pasando".

Si usted es madre o padre de un pequeño que usa pañales, es posible que comparta la incertidumbre de Laura sobre cuál es el mejor modo de empezar a enseñarle a usar el inodoro. Es probable que le preocupe presionarlo demasiado si empieza el entrenamiento muy pronto, o descuidar al niño si deja las cosas para muy tarde. Tal vez le confundan los consejos contradictorios de los medios de comunicación, así como de parientes y amigos: por un lado se dice que es posible hacer que un niño deje los pañales para cuando cumple su primer año de vida y por el otro que es recomendable esperar hasta los tres o cuatro años; algunos dicen que se puede "entrenar en un día" y otros que el entrenamiento debe hacerse de modo gradual durante el transcurso de varios meses o hasta un año; unos sostienen que el mejor programa de entrenamiento consiste en una rutina de sesiones regulares en la bacinilla reforzada por los padres, mientras que otros aseguran que es mejor dejar que el niño decida cuándo, dónde y cómo hacerlo. Como si esto fuera poco, las propias necesidades evolutivas de su hijo pueden desviar incluso el más sencillo y positivo de los programas de entrenamiento. Su propia situación familiar —tensiones maritales, una mudanza reciente, un nuevo bebé en la familia— podrían afectar el progreso de su hijo de modos inesperados, mientras que sus sentimientos y recuerdos de la niñez sobre la forma como aprendió a ir al baño puedan sesgar su actitud e, indirectamente, también la de su hijo.

Es muy probable que al abordar este tema, busque respuestas sencillas a dos preguntas básicas: "¿Cuándo debo empezar?" y "¿Qué método debo usar"? Muchas personas estarían dispuestas a brindarle respuestas tajantes a estos interrogantes. Sin embargo, esos consejos tal vez no sean los apropiados para su familia o su hijo en particular. Algunos niños están listos para empezar a aprender a usar el inodoro a los 18 meses, mientras que otros aprenderán más rápida y fácilmente cuando ya tengan tres o cuatro años. Muchos niños responden bien a una rutina regular en la bacinilla, pero quizás el suyo se resista a usarla a una hora fija todos los días y prefiera esperar hasta que sienta la necesidad de ir al baño. La verdad es que casi cualquier programa que no implique castigo resultará efectivo tarde o temprano, pero un enfoque especialmente dirigido a la etapa de desarrollo y el estilo de aprendizaje de su hijo los encaminará a ambos del modo más positivo y eficiente. Al evaluar si su hijo está preparado para aprender a usar el inodoro, usted estará en capacidad de iniciar el proceso en el mejor momento posible para el niño.

En este libro, usted aprenderá a encontrar *sus propias* respuestas a las preguntas "¿Cuándo debo empezar a entrenar a mi hijo para ir al baño" y "¿Qué método debo usar"?. Aprenderá sobre cuáles son las destrezas básicas que el niño debe adquirir antes de que pueda lograr un dominio real del hábito de ir al baño. Se familiarizará con diversos enfoques verbales, físicos, sociales y de otro tipo para enseñarle a su hijo a usar el inodoro, y descubrirá modos de combinar estas técnicas para ajustarlas a la personalidad, el temperamento y las necesidades del niño según su desarrollo. Si se encuentra en un callejón sin salida ante el hecho de que su hijo se resiste al entrenamiento, hallará información sobre qué puede estar causando el problema, junto con la sugerencia de descartar métodos que no estén funcionando y ensayar nuevos enfoques.

Por encima de todo, se le estimulará a que vea el entrenamiento de su hijo no como una agotadora e inevitable parte de la crianza, sino como una oportunidad temprana de familiarizarse con la personalidad evolutiva de su hijo y descubrir de *qué modo aprende mejor*. Si lo piensa bien, el uso del inodoro es una de las primeras y más significativas destrezas que su hijo debe adquirir de modo consciente, a diferencia de una reacción instintiva que lo impulsa a aprender a caminar o hablar. No hay nada instintivo en el uso de una bacinilla o inodoro. Es una costumbre que su hijo adopta por ninguna otra razón más que responder a lo que usted le indica y al deseo de complacerle e imitarle. Al enseñarle este hábito, deberá darle un estímulo constante, monitorear su progreso y recompensarlo cuando tenga éxito. Deberá observar las reacciones del niño a sus técnicas de entrenamiento y adaptar su enfoque de acuerdo a lo observado. Deberá apoyar a su hijo en sus primeros esfuerzos por marcarse metas y lograrlas consistentemente. En este proceso, tal vez descubra que su hijo aprende mejor a través de una interacción verbal (hablar del uso del inodoro en lugar de limitarse a imitar y practicar) o que responde al aprendizaje con la acción (sentándose en la bacinilla a horas fijas de tal modo que esto se convierta en parte de su rutina habitual). Quizás descubra que le gusta que le hagan recordatorios discretos o que se resiste tercamente a los mismos; que le encanta demostrar cada paso de su progreso o que prefiere practicar a puerta cerrada.

CÓMO DEBE SER EL ENTRENAMIENTO

- Un resultado natural de cuán preparado esté el niño en su desarrollo
- Una oportunidad de observar el progreso del niño en cada aspecto de su crecimiento
- Una oportunidad de averiguar de qué modo aprende mejor su hijo y de practicar una comunicación efectiva
- Un modo de que el niño experimente el placer de plantearse una meta, luchar por alcanzarla y lograr el éxito
- Un modo de reforzar la confianza y autoestima del niño

Estos hallazgos, que le ayudan a comprender a su pequeño y por consiguiente a enseñarle mejor, ofrecen beneficios más allá del simple entrenamiento para usar el inodoro. Preparan los cimientos de una conexión positiva con su hijo y establecen el tono para un aprendizaje eficiente en los años por venir. La clave del entrenamiento —y la parte más divertida— consiste en elegir el momento y las técnicas que funcionan mejor en su familia, enseñarse a sí misma a usarlas efectiva y consistentemente y observar el sorprendente progreso de su hijo a medida que responde a un plan diseñado exclusivamente para él.

◆ CUÁNDO EMPEZAR: LA EDAD ADECUADA

"Susana ya casi tiene tres años ¿y todavía usa pañales?. Todos mis hijos ya iban al baño cuando tenían 18 meses y a partir de entonces ni siquiera volvieron a mojar la cama". ¿No sería bueno recibir una moneda cada vez que escucha algo así? Es muy probable que tales comentarios provengan de una persona de una generación pasada, cuando el entrenamiento temprano de los niños era usual. Es fácil que los adultos con hijos mayores se olviden de los muchos incidentes o regresiones que casi con seguridad siguieron a tal entrenamiento temprano. También es cierto que en los tiempos de antaño, el entrenamiento para usar el inodoro se definía de un modo distinto a como se define ahora. Por ejemplo, se sentaba a los niños de un año de edad en la bacinilla después de cada comida, donde debían permanecer hasta haber evacuado. En algunos casos, se usaban métodos desatinados como enemas, castigos físicos, ridiculizar al niño e incluso amarrarlo a la bacinilla con el fin de hacer que evacuara antes de salir del baño. Tales procedimientos están basados en un condicionamiento en lugar de un aprendizaje real, algo más parecido a enseñarle a una mascota a hacer sus necesidades afuera que ayudar al niño a alcanzar dominio de sí mismo. Aunque el niño de un año eventualmente aprendiera a hacer la conexión entre sentarse en la bacinilla con el hecho de orinar o defecar, el éxito seguía dependiendo de que un adulto advirtiera que era la hora indicada, sentara al niño en la bacinilla y lo mantuviera allí hasta que hubiera evacuado. Las destrezas restantes que debe adquirir un niño para ser totalmente entrenado —la habilidad para reconocer su propia necesidad de ir al baño, esperar hasta que llegue a un inodoro, bajarse los pantalones y sentarse el tiempo suficiente para lograr evacuar— dependen de desarrollos cognoscitivos, emocionales y fisiológicos que suelen emerger sólo hasta pasados los 18 o 24 meses de edad.

La verdad es que, las presunciones más populares acerca de la mejor edad para enseñarle a un niño a usar el inodoro —en éste y en casi todos los demás países del mundo— dependen más de las necesidades y deseos de los adultos así como de las actitudes culturales, que de lo preparado que esté el niño para controlar sus funciones corporales. En muchas culturas africanas y suramericanas, donde mamás y bebés permanecen casi en constante contacto físico y donde los bebés no usan pañales, las madres "entrenan" a sus hijos desde el nacimiento colocándolos en el lugar donde quieren que evacúen cuando perciben que están a punto de hacerlo. En Finlandia y otros países de Europa del norte, los niños son tradicionalmente colocados en la bacinilla después de cada comida a partir de la infancia, y si el niño llega a orinar o defecar mientras se le sostiene allí, es elogiado. Una de las razones por las cuales hasta hace relativamente poco el entrenamiento para usar el inodoro se solía iniciar en los Estados Unidos durante el primer año de vida del niño, es que reducía la carga de trabajo de la persona que lo cuidaba, quien tenía que lavar muchos pañales de tela al día. El entrenamiento para ir al baño a una edad tan temprana aún es común entre familias que no pueden comprar pañales desechables ni contratar un servicio de lavado o que, desafortunadamente, dependen de una guardería o jardín preescolar que no permite la asistencia de niños que todavía usan pañales.

En términos generales, el iniciar el entrenamiento antes de los 18 meses de edad no tiene por qué ser dañino para su hijo, siempre y cuando sus expectativas en cuanto al desempeño del niño sean realistas y en el proceso no se imparta castigo ni se maltrate al pequeño. Sin embargo, los expertos en desarrollo infantil ahora creen que el entrenamiento para usar el inodoro es más efectivo en casi todos los casos si se posterga hasta que el niño esté listo para controlar gran parte del proceso por sí mismo. Los niños menores de 12 meses no sólo estarán menos listos en términos de control de la vejiga y del intestino, sino que tal vez no tengan las destrezas físicas necesarias para llegar hasta la bacinilla y quitarse la ropa a tiempo. También hay que tener en cuenta el factor de la preparación emocional: el deseo de usar una bacinilla, una actitud positiva hacia el proceso de entrenamiento y la habilidad para asumir cualquier temor relacionado con el baño, son parte de la preparación emocional y es probable que no ocurran sino hasta los dos, tres o cuatro años de edad, o que vengan y vayan a medida que el niño crece. Sus habilidades verbales, que le permiten aprender a través de la conversación y la instrucción, así como expresar cualquier temor o ansiedad que sienta, podrían empezar a expandirse rápidamente hacia los dos o tres años. Incluso la conciencia social que motiva a algunos niños a imitar el uso del baño por parte de sus hermanos o compañeros de juego, se incrementa firmemente a partir de los 18 meses y hasta los años preescolares.

Cada uno de estos aspectos se da en un momento distinto dependiendo del niño. Usted, mejor que nadie, puede juzgar en qué momento su hijo ha adquirido las destrezas físicas, sociales, emocionales y cognoscitivas suficientes para iniciar el entrenamiento. También es posible que usted u otros miembros de su familia perciban que pueden asumir mejor el proceso de entrenamiento en un momento que en otro,

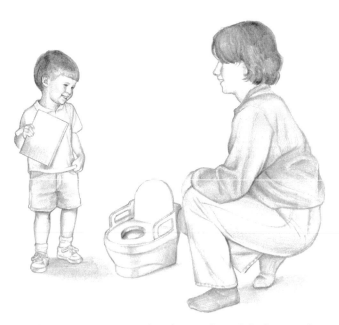

Un entrenamiento exitoso para usar el inodoro puede ayudarle al niño a adquirir independencia y autoconfianza.

dejándolo para un período en que no se sientan particularmente estresados, cuando tengan tiempo libre del trabajo o cuando no se anticipen cambios fundamentales en el hogar. Puesto que las fluctuaciones en el desarrollo de un niño y su situación familiar son imposibles de predecir, es mejor evitar dar por sentado que su hijo comenzará el entrenamiento a una edad específica. En cambio, trate de asumir el *enfoque de preparación*, leyendo en los capítulos siguientes cuáles son las señales que indican que el niño está listo y sólo entonces empezar el entrenamiento independientemente de la edad que tenga. En general, entre más tiempo espere para iniciar el entrenamiento, más fácil y rápido éste tenderá a ser, puesto que su hijo habrá llegado a ser autosuficiente. Aun así, incluso los niños de 18 meses a 2 años pueden aprender a usar el inodoro bastante fácil durante aquellos períodos en que su negatividad natural se ha disipado un tanto y están altamente motivados a aprender.

◆ CUANDO EMPEZAR: LAS RAZONES ADECUADAS

Si está pensando en empezar a enseñarle a su hijo a usar el inodoro, tómese un momento para considerar las razones de tal decisión. ¿Cree que su hijo está preparado para empezar —y superar— este desafiante proceso? ¿Ha expresado interés? ¿Necesita que deje de usar pañales pronto debido a requisitos de la guardería o a presiones financieras? ¿O simplemente se siente mal porque otros niños de la edad de su hijo o menores ya están entrenados, porque su hijo mayor ya estaba entrenado a esa edad o porque parientes o amigos comienzan a preguntarle cuándo va a empezar a enseñarle? Estas últimas motivaciones pueden ser muy poderosas, pero es mejor ignorarlas. Las necesidades de su hijo tienen poco que ver con las de sus compañeritos o hermanos. Incluso los gemelos a menudo están listos para aprender a usar el inodoro a edades muy distintas. Por lo tanto, el momento en que otros niños hayan sido entrenados no debe ser considerado, así como tampoco el comprensible pero contraproducente deseo de demostrar sus destrezas como madre o padre o la avanzada inteligencia de su hijo. Tenga la seguridad: muchos niños brillantes, incluso aquéllos con padres maravillosos y amorosos, no llegan a estar totalmente entrenados sino hasta la edad preescolar o incluso después.

NO HAY DOS IGUALES

"Tengo tres hijos. Mi hija ya sabía ir al baño a los tres años de edad. Mi hijo estuvo entrenado a los cuatro años y medio y mi otra hija a los tres años y medio. Lo que aprendí de esto es que cada niño es único. Es importante no hacer sentir mal al niño por no haber "aprendido" a usar el inodoro justo en el momento en que usted lo quiere, y no comparar a un niño con otro".

ROSA, MAMÁ DE JACOBO, TERESA Y MILENA

◆ COMO HACERLO: LO MEJOR PARA SU HIJO

Así como cada cual tiene una opinión distinta acerca de cuál es el mejor momento para enseñarle a un niño a usar el inodoro, es muy probable que cada padre o madre que usted conoce le recomiende un método distinto de entrenamiento. Tal vez le han dicho que demostrarle al niño cómo se usa el inodoro es un buen modo de ayudarlo a aprender a través de la imitación. Una amiga puede haberle contado que todo lo que tuvo que hacer con su hijo fue leerle un libro acerca del uso de la bacinilla y comentar el asunto con él. Muchos padres recomiendan hablar con el niño acerca del uso del inodoro y después preguntarle cada dos horas: "¿Necesitas ir al baño?". Algunos consideran que recompensar al niño con estrellitas doradas adheridas a un tablero es el método más efectivo. El tiempo también es un factor: algunos padres prefieren un enfoque breve y conciso (incluso pidiendo tiempo libre del trabajo para poner en práctica un "entrenamiento de inmersión" de dos semanas), mientras que otros perciben que sus hijos se sienten menos presionados cuando se les permite ajustarse al uso de la bacinilla o inodoro gradualmente durante el transcurso de varios meses.

Cualquiera de estas técnicas podría ser efectiva en el caso de su hijo. Sin embargo, tenga presente que no es necesario elegir un solo método. De hecho, su hijo se beneficiará de una combinación de entrenamiento verbal, físico, social y de otras formas sea cual sea su edad. En este libro, se le estimulará a elegir de entre una amplia gama de técnicas efectivas para enseñar al niño a usar el inodoro según la personalidad, intereses y necesidades tanto suyas como del pequeño. Incluso los métodos más sensibles y corrientes podrían fallar al aplicarlos a un niño en particular, como le pasó a Laura con su hijo Andrés, cuya reacción fue descrita al inicio de este capítulo. En el caso de Laura, ocurrió que Andrés estaba pasando por uno de los períodos típicos de resistencia que se dan a esa edad, en los que el deseo por controlar su propia conducta era irresistiblemente fuerte. Aunque Laura procuró no presionar a su hijo a usar la bacinilla, el pequeño podía percibir fácilmente las ansias de ella porque lo hiciera. El conflicto que sentía entre el deseo por dictar sus propias acciones y el deseo por complacer a su mamá, se incrementaba cada vez que veía la bacinilla en el baño, hasta que la sugerencia casual de Laura de que tratara de usar la bacinilla lo hizo estallar en llanto. Laura reaccionó inteligentemente al alterar su plan de entrenamiento, en este caso, bajando la guardia y simplemente ignorando la bacinilla por un tiempo. Como resultado, Andrés poco a poco comenzó a experimentar a su propio ritmo y, al poco tiempo, con el elogio y el apoyo de Laura, comenzó a usar la bacinilla regularmente.

Aceptar el estilo personal de su hijo y ajustarse al mismo, puede hacer del entrenamiento para usar el inodoro una experiencia mucho menos tensa de lo que usted podría haber esperado. Al mismo tiempo, es posible que comience a conocer a su hijo de un modo totalmente nuevo, apreciando sus cualidades especiales, familiarizándose con sus intereses emergentes y respetándolo como un individuo único e interesante.

◆ ENTRENAR CON SEGURIDAD: CREANDO UN PLAN

En los siguientes capítulos, aprenderá a saber qué debe tener en cuenta al determinar si su hijo está listo para aprender a usar el inodoro. Sabrá qué pasos básicos se deben tomar para enseñarle a cualquier niño a usar la bacinilla por su cuenta. Encontrará descripciones de técnicas particulares que son efectivas para muchos niños, así como sugerencias sobre cómo resolver los problemas que suelen tener los niños que están siendo entrenados y sus familias. Ofreceremos consejos especiales para padres que están entrenando a niños mayores y a niños con necesidades especiales. Se comentarán las causas de los problemas que se presentan

PREGÚNTESE A SÍ MISMO

¿Cuál es su actitud hacia el entrenamiento?

Los niños aprenden cualquier nueva destreza más fácilmente cuando perciben que sus padres tienen una actitud segura y positiva hacia el proceso. Por lo tanto, podría ser conveniente que considere su propia actitud hacia las deposiciones, el cambio de pañales, los "accidentes" y otros temas relacionados con el uso del baño al empezar a pensar en qué forma va a entrenar a su hijo. Si le abochorna hablar sobre la evacuación o demostrarle al niño cómo se usa el inodoro, es muy probable que su hijo adopte esa actitud. Tales impresiones podrían conducirlo a creer que el uso del inodoro es una actividad desagradable o que sus partes privadas son "feas" o vergonzosas. Procure hablar de estos sentimientos con su pareja, un amigo o amiga o incluso un terapista profesional antes de iniciar el entrenamiento.

aun después de haber entrenado al niño. Por último, encontrará información sobre qué hacer si el niño moja la cama, lo que puede prolongarse más allá de la edad preescolar hasta los años de escuela elemental.

Las anteriores son las herramientas que usted necesitará para crear su propio plan de entrenamiento e implementarlo en el momento más oportuno para su hijo. Pero hay ciertas reglas universales relacionadas con el entrenamiento para usar el inodoro —así como para otros aspectos de la crianza— que harán que la experiencia de su familia sea mejor, independientemente del método que elija. Entre éstas figuran:

• **Tenga una actitud positiva.** Los niños aprenden mejor cuando se les elogia por su progreso que cuando se les castiga por sus errores. Haga lo posible por ayudar a su hijo a que tenga éxito tan a menudo como sea posible, incluso si aprende poquito a poco. Cuando progrese, déle un abrazo, elógielo o hasta déle una pequeña recompensa tangible. Cuando fracase, dígale que con seguridad la próxima vez lo hará mejor y pídale que le ayude a limpiar.

◆   ◆   ◆   ◆

Lo mismo se puede decir sobre cualquier sentimiento negativo hacia el hecho de cambiar pañales, limpiar cuando el niño hace sus necesidades en el piso u observar a su hijo fracasar varias veces antes de poder adquirir una destreza. Si usted sabe que le cuesta trabajo controlar su temperamento cuando hay regueros y fallas repetidas, piense con anticipación cómo va a asumir tales situaciones. La decisión de contar hasta diez antes de estallar por un error, volver graciosa la situación o simplemente salirse de la habitación por un rato, no sólo protegerá a su hijo de sentirse fracasado sino que también le enseñará que es posible asumir la rabia o la decepción de modos positivos. Mientras tanto, sus esfuerzos por no juzgar al niño por los errores que cometa —a fin de cuentas todos cometemos errores al aprender una nueva destreza— lo prepararán a usted a apoyarlo más efectivamente en los años por venir.

• **Sea consistente.** Cree expectativas razonables de acuerdo con las habilidades de su hijo, expréselas clara y frecuentemente y dígale al niño que espera que trate de seguirlas en cada ocasión. Mantenga la rutina del baño lo más consistente posible, con la bacinilla en el mismo lugar cada día y la secuencia de acciones —incluyendo limpiarse con papel higiénico y lavarse las manos— del mismo modo cada vez. Durante el transcurso de su entrenamiento para usar el inodoro, elógielo *cada vez* que tenga éxito y establezca consecuencias predecibles que no impliquen castigo (tales como ayudar a limpiar) por *cada* fracaso. Cerciórese de que el entrenamiento que usted ponga en práctica sea consistente con el que impartan las demás personas que cuidan del niño.
• **Participe y observe.** Las necesidades, comportamientos y habilidades de los niños muy pequeños cambian con frecuencia y, hasta cierto punto, son impredecibles. El enfoque para enseñarle a usar el inodoro que funcionó dos semanas atrás tal vez no funcione hoy, y las destrezas que el niño ya había dominado podrían desaparecer temporalmente ante nuevos retos. Siga monitoreando la conducta del niño en cuanto al uso

del baño durante todo el entrenamiento y después del mismo, de tal modo que pueda identificar y resolver rápidamente cualquier problema que surja.

• **Disfrútelo.** El entrenamiento del niño para usar el inodoro es una tarea necesaria, pero a ratos también puede ser divertida. No tome con demasiada seriedad las dudas, miedos o resistencias de su hijo. Tarde o temprano, prácticamente todo niño aprende a usar el inodoro, y su hijo también lo hará. Procure, de tanto en tanto, alejarse de la meta a largo plazo para poder disfrutar de esos momentos cómicos y encantadores que se presentan a lo largo del proceso.

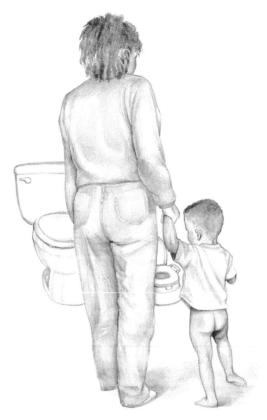

Aunque hay diversas estrategias que se pueden emplear al enseñar a un niño a usar el inodoro, todas deben incluir el máximo de participación y estímulo por parte de los padres.

Si le preocupa que el reto de diseñar un plan de entrenamiento ajustado particularmente a su hijo sea más difícil de seguir que un programa planificado y reglamentario, tenga en cuenta las ventajas. No se requiere de un gran esfuerzo para discernir si a su hijo le gustan más las palabras que la acción, si es adepto a las rutinas impuestas por los adultos o si tiene alma de aventurero y prefiere controlar sus propias acciones. Además, en el proceso de descubrirlo, usted y su hijo llegarán a conocerse mejor. Más aún, su hijo habrá aprendido una nueva destreza de un modo que incremente su confianza, su sentido de seguridad y su autoestima. ¡Qué bueno poder participar de un proceso tan maravilloso!

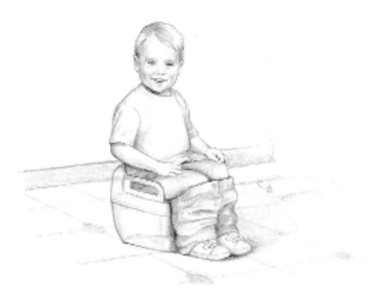

El entrenamiento para usar el inodoro puede y debe ser una experiencia gratificante tanto para el niño como para los padres.

◆ ◆ ◆ ◆

Preguntas y Respuestas

EL ENTRENAMIENTO: ¿QUÉ SE PUEDE ESPERAR?

P: *Comunmente, ¿cuánto tiempo dura el entrenamiento para enseñar a un niño a usar el inodoro?*

R: La respuesta depende en parte de cómo se defina el comienzo del proceso (¿Cuándo le presenta por primera vez al niño la bacinilla? ¿Cuándo se sienta en ésta por primera vez? ¿Cuándo la usa de forma efectiva por primera vez?) así como el final (¿Cuándo ha asociado el niño la bacinilla con su necesidad de evacuar? ¿Cuándo ha dejado de usar pañales? ¿Cuándo ha dejado de mojar la cama en la noche?). En casos en que un niño está psicológica y cognoscitivamente preparado para el entrenamiento (véase el Capítulo 2), el proceso básico de aprendizaje para que se siente en la bacinilla y comience a usarla con cierta regularidad, por lo común tarda seis semanas aproximadamente. Sin embargo, es probable que su hijo experimente muchos accidentes e incluso regresiones después de este período y que no permanezca completamente seco en las noches durante varios años más.

P: *Mi hijo de un año parece interesado en la bacinilla y creo que está listo para ser entrenado. ¿Hay consecuencias psicológicas negativas relacionadas con el hecho de empezar el entrenamiento del baño tan pronto?*

R: Siempre y cuando limite sus expectativas y se abstenga de hacer comentarios negativos, en definitiva no le hará ningún daño al niño al responder al interés que muestre hacia la bacinilla y su uso. Es posible que su hijo esté listo cognoscitivamente para hacer las conexiones necesarias y

◆ ◆ ◆ ◆

quizás pronto también estará preparado fisiológicamente. Mientras tanto, al responder a su curiosidad y presentarle casualmente el siguiente paso del proceso, le mostrará que usted toma en serio sus intereses y aprecia su deseo por aprender. Tenga presente, sin embargo, que el interés del niño hacia el inodoro puede empezar a desvanecerse a medida que el desarrollo de otras destrezas empiezan a absorber más su energía y su atención. Esto es natural, y el niño volverá a asumir el entrenamiento para ir al baño cuando esté listo.

P: *La gente a menudo se sorprende e incluso expresa reprobación cuando se entera de que mi hijo de cuatro años todavía usa pañales. Aún no lo he entrenado porque hasta ahora no ha demostrado interés y no quiero forzarlo a hacer algo que no quiere. ¿Hay algún plazo real para enseñar a un niño a ir al baño?*

R: En este país, la edad promedio para entrenar a un niño a usar el inodoro actualmente es entre los dos y los tres años. Por esta razón los niños que son entrenados antes de esa edad suelen ser considerados "avanzados" (aunque no hay una relación entre la edad en que alguien aprende a ir al baño y su inteligencia), mientras que aquellos que ya tienen cuatro años y todavía no han sido entrenados suelen ser mal vistos. Aunque ningún niño debe ser presionado a hacer algo sólo con el fin de seguirle los pasos a sus compañeritos, es posible que su hijo se haga consciente de la desaprobación de otros, lo que puede tener un efecto negativo en su autoestima. Si advierte que su hijo está empezando a sentirse mal consigo mismo, sería aconsejable que iniciara el entrenamiento aún antes de que el pequeño manifieste interés. Es probable que ya esté listo y que tan sólo esté esperando un estímulo más activo de su parte.

CAPÍTULO 2

Cómo saber si su hijo está listo

❖ ❖ ❖ ❖

Liliana, de dos años y medio, hace poco comenzó a mostrar muchas de las señales indicativas de que está lista para aprender a usar el inodoro. Cuando siente que va a mojar el pañal, hace una mueca cómica y a veces se pone en cuclillas. Cuando está por defecar, corre a esconderse detrás del sofá. Hasta sabe cómo quitarse el pañal y le encanta correr por la casa desnuda siempre que encuentra la oportunidad. Los padres de Liliana coinciden en que éste parece ser el momento perfecto para empezar. Aun así, cuando le señalan la bacinilla del baño y le sugieren que se siente en ella por un rato, la pequeña tan sólo se ríe y sale corriendo. Prefiere arriesgarse a tener un "accidente" o a que sus papás se pongan bravos, a sentarse lo suficiente como para evacuar.

Determinar el mejor momento para empezar el entrenamiento del baño no siempre es fácil, no sólo porque la preparación ocurre a distintas edades según cada niño, sino porque su hijo puede estar listo en un área del desarrollo pero no en otra. A un niño de un año puede gustarle sentarse en la bacinilla a mirar libros de ilustraciones pero tal vez aún no sea capaz de comprender el propósito real de la bacinilla, mientras que un niño de dos años que sabe para qué es la bacinilla podría negarse a usarla respondiendo al deseo natural de un pequeño de esa edad de estar en constante movimiento.

En general, la mayoría de los niños están *fisiológicamente* preparados para el entrenamiento del baño aproximadamente a los 18 meses de edad —esto es, cuando su sistema digestivo y su vejiga han madurado al punto en el que pueden retardar una deposición o una micción lo suficiente como para llegar a la bacinilla o inodoro. Pero tal vez no estén preparados *cognoscitivamente* —ser capaces de asociar la necesidad de eliminación con

el uso de la bacinilla, acordarse de usarla y resistir la distracción lo
suficiente como para completar el proceso— hasta un poco después
del segundo año de vida. Las *destrezas motoras* necesarias para llegar hasta
el baño, bajarse los pantalones y sentarse en la bacinilla también son
claramente importantes. También lo es la urgencia *emocional* hacia la
independencia y la capacidad propia, así como la madurez emocional
suficiente para poder relajar el control y evitar el estreñimiento. La
preparación *social* —la conciencia de que otros usan el inodoro y un deseo
de imitar ese comportamiento— es una poderosa fuerza de motivación
para niños de dos, tres y cuatro años. Otro factor es la habilidad *verbal* del
niño para entender sus explicaciones sobre cómo se usa el inodoro y para
comunicarle a usted cualquier confusión o desasosiego que sienta.

Como ve, una gama de desarrollos físicos y psicológicos contribuyen
a respaldar el proceso de entrenamiento para usar el inodoro. Aunque no
es necesario esperar hasta tener la certeza de que cada uno de estos
desarrollos se ha dado, cada paso aumenta las posibilidades de que el
entrenamiento sea exitoso. En este capítulo, le ayudaremos a reconocer
los comportamientos que indican que su hijo está listo, y le sugerimos
modos de aprovecharlos a medida que surjan.

SEÑALES TEMPRANAS QUE INDICAN PREPARACIÓN

Esté pendiente de cualquiera de estas señales indicativas de que
su hijo está listo para el entrenamiento:

- Permanece seco al menos por dos horas seguidas durante el día
  o se despierta seco después de las siestas.
- Las deposiciones se vuelven regulares y predecibles.
- Sus expresiones faciales, postura o palabras revelan que está
  por orinar o defecar.
- Puede seguir instrucciones simples.
- Puede ir andando hasta el baño y volver, así como ayudar a
  quitarse las prendas de vestir.
- Luce incómodo cuando tiene el pañal sucio y quiere que lo
  cambien.
- Pide que lo dejen usar el inodoro o la bacinilla.
- Pide que le pongan ropa interior de niño grande.

◆ "TENGO GANAS": PREPARACIÓN PSICOLÓGICA Y DESTREZAS MOTORAS

Todos los padres están familiarizados con la rutina de alimentar a un bebé ya sea con pecho o leche de fórmula y cambiarle el pañal inmediatamente después de cada comida. En ocasiones la reacción del pañal mojado ocurre tan de prisa, que parece como si la leche hubiera ido derechito de la boca del bebé al pañal. Este proceso involuntario de evacuación ocurre debido a que el sistema digestivo del bebé no ha madurado por completo. Mientras que la orina llena la vejiga del bebé y es eliminada a través de la uretra y las deposiciones llenan el intestino grueso y salen por el recto —tal como ocurre con los adultos— los bebés aún no pueden controlar los músculos circulares del esfínter que mantienen la vejiga y el recto cerrados. A medida que el estómago de un bebé se llena durante una toma y pasa más fluido a la vejiga, los músculos del esfínter se relajan automáticamente y ocurre la micción o la deposición. Hasta tanto este proceso siga siendo involuntario —lo que por lo común sucede hasta los 18 meses de edad— un bebé es incapaz de demorar conscientemente la evacuación. Si se le coloca en una bacinilla en el momento indicado, evacuará en la misma, pero no podrá aguardar deliberadamente a usarla y por lo tanto no puede ser entrenado por completo para ir al baño.

◆ Conciencia de la necesidad de evacuar

Aproximadamente al cumplir su primer año, su hijo empezará por primera vez a reconocer la sensación de que tiene el recto o la vejiga llenos, lo que indica la necesidad de evacuar. En muchos casos, el niño le mostrará esa conciencia a través de su comportamiento: poniéndose de cuclillas y gruñendo cuando está por tener una deposición o halándose el pañal cuando necesita orinar. Aun cuando todavía no será capaz de demorar la función que siente que se está produciendo, es una buena idea reforzar la conciencia del vínculo entre la sensación interna de llenura y el acto de excretar u orinar. Cuando note que está a punto de evacuar, comente de modo neutral: "Oh, oh, creo que ya viene caca [o pipí]. ¿Lo sientes?" Una vez que haya ensuciado o mojado el pañal, cámbieselo de inmediato para reforzar el concepto de que las deposiciones y la orina deben ser retirados del cuerpo y botarse. No hay por qué hacer comentarios negativos sobre este proceso natural

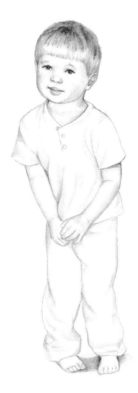

Un niño comenzará a reconocer la sensación de tener la vejiga llena alrededor de su primer cumpleaños, e indicará tal conciencia a través de comportamientos tales como ponerse de cuclillas, gruñir, halarse los pantalones, dar brinquitos o gimotear.

(palabras tales como *sucio* o *cochinada* tan sólo harán sentir mal al niño), pero no dude en expresar cosas positivas sobre lo rico que es estar limpio y seco. Su meta debe ser fomentar la conciencia del niño de la sensación de evacuar, de tal modo que pueda basarse en esa comprensión cuando llegue el momento, así como estimularlo a ver el entrenamiento para usar el inodoro como una destreza deseable.

◆ **Control intestinal y de la vejiga**

Por lo general a los 18 meses de edad o un poco después, un niño comienza a ganar control de los músculos del esfínter, de tal modo que puede demorar la evacuación por períodos breves de tiempo. Este creciente control es un proceso gradual que se va dando durante el curso de meses y a veces años, por lo común comenzando con el control nocturno de las deposiciones, siguiendo con el control diurno de las deposiciones y de la vejiga, y por último alcanzando el control nocturno

ADVIRTIENDO LAS SEÑALES FÍSICAS

¡SE PONE DE CUCLILLAS A CADA RATO!

"La niñera fue la primera en advertir que nuestro hijo estaba listo para aprender a usar el inodoro, incluso antes de que hubiéramos pensado en comprarle una bacinilla. Notó que el niño suspendía lo que estuviera haciendo y se ponía de cuclillas más o menos por un minuto antes de tener una deposición, así que empezó a apresurarse para llevarlo al baño a tiempo. Esto no pareció molestarle a él y creo que de hecho le sirvió para asociar su sensación física con el baño. No empezamos a entrenarlo formalmente sino hasta seis meses después, pero una vez que comenzamos, fue increíblemente rápido. Él mismo pareció descifrar muchas de las cosas por su propia cuenta".

SOFÍA, MAMÁ DE ALBERTO

de la vejiga. Incluso los niños mayores mojan ocasionalmente la cama y tienen otros "accidentes" porque el desarrollo del control muscular voluntario aún es incompleto. Pero la habilidad de demorar una deposición diurna —aunque sea brevemente— le permite a usted comenzar a presentarle a su hijo el concepto del uso de la bacinilla, siempre y cuando el niño muestre interés y no se resista a sus esfuerzos.

Primero, perciba si su hijo está dando indicios de este tipo de desarrollo. Tales señales podrían incluir correr a esconderse detrás del sofá o encerrarse en su alcoba cuando siente la necesidad de evacuar, o esperar a que le pongan (o le quiten) el pañal para tener una deposición o para orinar. Si su hijo ha comenzado a demostrar estas conductas u otras similares, éste podría ser un buen momento para comprar una bacinilla, explicarle brevemente al niño para qué sirve y colocarla en el baño con la idea de que la use eventualmente. Puesto que la preparación fisiológica es tan sólo el primer paso temprano hacia el entrenamiento del baño, es muy probable que el pequeño aún no quiera usar la bacinilla para evacuar (aunque tal vez le guste usarla para sentarse). Aun así, ya usted tiene la oportunidad de colocar al niño en la bacinilla tan pronto como lo vea de cuclillas, gruñendo o halándose los pantalones. En caso de que el pequeño espere a evacuar hasta tanto esté sentado en la bacinilla, usted le habrá ayudado a que empiece a asociar las deposiciones con el uso de la misma. Aunque estos primeros pasos hacia la conciencia de evacuar en la bacinilla por lo común no bastan para completar el entrenamiento, cada experiencia positiva en esta área tiende los cimientos de una comprensión más rápida una vez que el niño presente otros desarrollos.

◆ Destrezas motoras

Además del desarrollo fisiológico de un niño, sus destrezas motoras deben alcanzar cierto nivel de madurez antes de que se pueda iniciar el entrenamiento del baño con facilidad. La habilidad de caminar (que comienza alrededor de los doce meses de edad) es una capacidad obvia para poder llegar a la bacinilla a tiempo como para usarla. Durante los primeros meses en que está aprendiendo a caminar, la preocupación de su hijo por practicar esta nueva destreza probablemente le dejará poca energía para querer usar la bacinilla. Sin embargo, a medida que adquiere mayor confianza en su habilidad para andar (entre los 18 y los 24 meses de edad), es posible que empiece a interesarse en adquirir destrezas de "niño grande".

Los progresos graduales en otras destrezas motoras gruesas y finas, que por lo común se inician alrededor de los 18 meses, fomentarán la habilidad del niño para ponerse y quitarse prendas de vestir con más eficiencia y para tomar parte en actividades que pueden estimularlo a sentarse en la bacinilla lo suficiente como para evacuar exitosamente. Usted puede estimular este tipo de desarrollos enseñándole a vestirse y desvestirse por su cuenta, procurando ponerle ropa que sea fácil de quitar y dándole libros de ilustraciones, juguetes o papel y creyones para que se distraiga mientras aguarda a tener una deposición. La habilidad para dominar todas estas nuevas destrezas asimismo fomenta mucho la autoestima del pequeño, y esa confianza le será muy útil a medida que asume el reto de aprender a usar el inodoro.

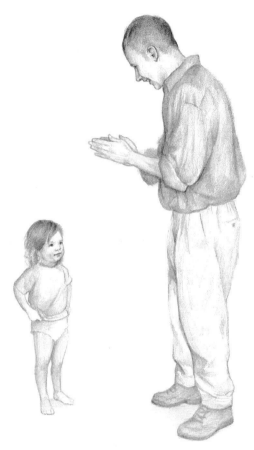

El enseñarle a un niño de 18 a 36 meses a vestirse y desvestirse por su cuenta, así como tratar de ponerle ropa fácil de quitar, puede facilitar el entrenamiento para ir al baño.

◆ "¿QUÉ HACE ESTO?": PREPARACIÓN CONGNOSCITIVA Y VERBAL

Si usted sabe conducir un carro de transmisión manual, tal vez recuerda lo difícil que era dominar esta destreza. Primero, tenía que localizar la palanca de cambios, el pedal de embrague y los cambios. Después, tenía que saber cuándo era el momento preciso de meter el cambio y aprender a hacerlo de forma coordinada, soltando el pedal de embrague y volviéndolo a pisar. Durante el proceso de entrenamiento para usar el inodoro, su hijo tendrá que aprender a coordinar una combinación igualmente compleja de tareas físicas y cognoscitivas. Deberá familiarizarse con el "equipo" necesario (su cuerpo y sus funciones), asociar las sensaciones físicas con las respuestas apropiadas, imaginar lo que quiere hacer (usar la bacinilla), crear un plan para llegar hasta allá, empezar a ponerlo en práctica y permanecer en el lugar lo suficiente como para terminar, lo que requiere tanto de memoria como de concentración. A través de este proceso de aprendizaje, deberá estar en capacidad de entender sus explicaciones, comandos y respuestas hasta cierto punto, así como expresar sus propios sentimientos hacia el uso del inodoro o bacinilla.

◆ Conciencia corporal

Sin duda alguna, todo este aprendizaje toma su tiempo. Los primeros pasos de este proceso involucran la sensación corporal —habilidad de asociar la sensación interna de llenura con la deposición o la micción resultantes— y esto por lo común tiene lugar entre los 12 y los 18 meses de edad. Sus esfuerzos por reforzar esta conciencia haciendo comentarios sobre la salida de "la caca" o "el pipí" figuran entre las primeras acciones productivas que usted puede tomar para que su hijo comience a pensar en el uso de la bacinilla.

Conforme pasa el tiempo, su hijo podría demostrar incomodidad ante un pañal sucio, tratar de quitarse el pañal, resistirse a que le pongan uno o tener cualquier otra actitud indicativa de que la conciencia de su estado físico se está expandiendo. Podría comenzar a disfrutar (e incluso insistir) en pasar una cantidad de tiempo substancial sin ropa y, hacia los dos años de edad, comenzará a interesarse bastante en todas las partes de su cuerpo, especialmente aquellas partes "privadas" que se usan para evacuar. Ésta es la edad en que los varoncitos suelen comenzar a hablar de su pene o del pene de papá, mientras que las niñas comienzan a explorar y hacer preguntas sobre la vagina y su función. Tal interés es una nueva abertura a las explicaciones que usted le dé sobre el funcionamiento del cuerpo y un deseo por ponerle nombre "al equipo". El adquirir palabras sencillas para describir su cuerpo y su funcionamiento, le ayudará a su hijo a pensar más de lleno en el proceso de evacuación. El sólo hecho de dejarlo sentado en la bacinilla hasta que tenga una deposición —y después oír que usted lo elogia por lo que hizo— probablemente le ayudará al pequeño a conectar la necesidad de "hacer caca" en la bacinilla más efectivamente que cualquier explicación complicada.

◆ Haciendo planes y llevándolos a cabo

El entender el vínculo entre la necesidad de evacuar y llegar a hacerlo, es un primer paso de importancia en la preparación para el entrenamiento del baño. Aun así, se necesitará de un mayor desarrollo antes de que su hijo comience a visualizar la bacinilla cuando sienta ganas de evacuar, planear cómo llegará hasta el baño y orinar en la bacinilla, así como recordar el plan lo suficientemente bien como para llevarlo a cabo. Estos pasos subsecuentes en el proceso de desarrollo requieren de la capacidad de visualizar acciones (*pensamiento simbólico*), planear (*resolución de problemas*) y memorizar —habilidades que comienzan a emerger al primer año de edad pero que están mucho mejor afianzadas a los dos años o incluso más tarde. Uno de los primeros signos de que su hijo es capaz de pensar en un objeto sin verlo, por ejemplo, se da alrededor de los doce meses de edad, cuando

A TRAVÉS DE LOS OJOS DE UN NIÑO

"¿Qué pasó?"

María está sentada en su bacinilla hojeando un libro grande de ilustraciones puesto sobre su regazo. Se ha quitado cada prenda de ropa y su mamá, resignada a esta conducta temporal, ha decidido ignorar la situación por ahora. Conforme María traza un dibujo con una mano, con la otra se toca por debajo para explorar las partes de su cuerpo que usualmente están cubiertas por el pañal. De repente tiene esa rara sensación... *Pipí*, piensa. Entonces su mano está mojada.

— ¡Mami! —grita María—. El libro se resbala de su regazo y María se levanta. Su mamá llega y cuando ve lo que ha pasado, dice: —¡María, hiciste pipí en la bacinilla! ¡Muy bien! Vamos a lavarte las manos y después te daré una galleta.

María frunce el ceño. Hay pipí en la bacinilla. No entiende exactamente que pasó. Pero percibe que hacer pipí y sentarse en la bacinilla de algún modo están relacionados y que lo ocurrido pone contenta a mamá. — ¿Galleta? —repite fijando su atención en algo nuevo—. ¡Yo quiero helado!

comienza a llorar cada vez que usted sale de la habitación. Por primera vez, el niño puede visualizar su figura y saber que continúa existiendo aunque él no pueda ir hasta donde usted está, y es precisamente la frustración de saber eso lo que lo hace llorar. En los meses subsiguientes, su cerebro se desarrollará al punto de comprender que puede gatear o andar tambaleándose hasta la siguiente habitación para encontrarse con usted, así como caminar hasta el baño para encontrar su bacinilla. Hacia los dos años, es probable que de manera habitual visualice su bacinilla cada vez que necesite hacer sus necesidades. Incluso tal vez pueda saber cómo encontrar la bacinilla cuando lo desee. No obstante, es probable que todavía necesite de su ayuda para hacer la asociación necesaria para *decidir* ir a la bacinilla cuando sienta la necesidad y completar la misión antes de que otros pensamientos o eventos lo distraigan.

Entre los dos años y medio y los tres años de edad, el interés evolutivo de su hijo en resolver problemas respaldará su habilidad para completar esta serie de acciones por su cuenta. El resolver problemas requiere imaginar una solución y planear un modo de lograr la misma. El ver cómo se desarrollan estas destrezas es quizás uno de los modos más placenteros de notar que su hijo ya casi está listo para iniciar el entrenamiento del baño. Conforme su hijo pasa del segundo al tercer cumpleaños, usted podrá observar cómo va resolviendo problemas una y otra vez durante el curso del día —desde cómo recuperar la pala de juguete que le quitó otro niño en la arenera, hasta cómo hacer que usted le dé otro caramelo después de la comida. La carita pensativa de su hijo, considerando cómo obtener el objeto que desea en ese instante, es una señal clara de que también tiene la madurez suficiente —cognoscitivamente hablando— como para poder resolver el problema de quedarse seco sin tener pañales (ir al baño y sentarse en la bacinilla, ¡ya mismo!)

◆ Pensamiento más complejo

Otra serie de desarrollos cognoscitivos más complejos facilitarán mucho la habilidad de su hijo para usar la bacinilla exitosamente entre los dos años y medio y los tres años de edad. Para entonces su memoria habrá mejorado bastante, permitiéndole no sólo recordar a dónde iba cuando comenzó a dirigirse al baño, sino también acordarse de otras ocasiones

¡VAMOS A HABLAR!

"Durante meses enteros antes de comenzar a entrenar activamente a nuestro hijo menor para ir al baño, hablamos abiertamente sobre el uso del inodoro de todas las formas posibles. Sólo cuando tenía 24 meses, más o menos, él comenzó a captar la cosa. Sin embargo, creemos que nuestras charlas facilitaron muchísimo el proceso al darle la oportunidad de pensar en la evacuación e imaginar el uso de la bacinilla antes de intentarlo".

BRUNO, DES MOINES, IOWA

en que usó la bacinilla y beneficiarse de esas experiencias previas. Su imaginación se habrá expandido, permitiéndole explorar el uso de la bacinilla a través del juego imaginario con animales de peluche, muñecos y títeres. (Una imaginación más amplia también podría crear nuevos problemas en el entrenamiento del baño, conduciendo a ansiedades tales como miedo a bajar el inodoro o temor a ser arrastrado por el agua al bajar la palanca.) Hacia los tres años de edad habrá mejorado un tanto su capacidad de interrumpir la atención en otra actividad para ir al baño y resistirse a cualquier distracción en el camino. Quizás también haya alcanzado la sofisticación verbal necesaria como para comunicar cualquier problema o confusión que esté experimentando, manifestar algún temor que tenga y pedir la ayuda y orientación de un adulto cuando lo necesite. Estos desarrollos esenciales de tipo cognoscitivo y verbal —tan importantes para el entrenamiento del uso del baño como lo es el crecimiento fisiológico— son las razones por las que muchos padres encuentran que esperar hasta que el niño tenga dos años y medio o tres años para empezar a entrenarlo, por lo general facilita mucho el proceso. En especial si usted ha establecido los cimientos a una edad más temprana, el esperar a que el desarrollo natural del niño tenga lugar, puede ser una sabia decisión.

◆ "YO SÍ PUEDO": CRECIMIENTO EMOCIONAL Y CONCIENCIA SOCIAL

Para muchos padres, la preparación emocional de un niño para el entrenamiento del baño es lo más difícil de reconocer —particularmente porque un niño entra y sale de esos momentos emocionales "perfectos" así como de épocas turbulentas para el entrenamiento durante la niñez temprana. Entre los asuntos emocionales que pueden afectar profundamente dicho entrenamiento incluyen un deseo de independencia y autodominio, la necesidad del niño de controlar algunos aspectos de su entorno, el poner a prueba límites y reglas, su deseo por ganarse la aprobación de sus padres, los temores asociados con el uso del inodoro y el deseo de imitar o adaptarse al comportamiento de otros niños. El mejor modo de determinar el estado emocional en el que su hijo está y qué tan propicio es para el entrenamiento, es observar tanto su comportamiento general como sus reacciones ante cualquier sugerencia sobre el uso de la bacinilla. Si es evidente que le gusta sentarse en la bacinilla o hablar sobre su uso, el deseo que tiene de adquirir dominio propio probablemente respaldará el entrenamiento. Si se resiste a la idea o llora cuando usted menciona la bacinilla, es posible que esté experimentando un conflicto y es mejor esperar a un momento más oportuno.

◆ Autodominio

El deseo de controlar su propio cuerpo y su entorno es un poderoso motivador común para los bebés mayores y los niños en edad preescolar. Cuando su hijo de uno o dos años comience a exclamar "¡Yo puedo solito!", usted tendrá una señal de que las ansias del niño por ser independiente están en su apogeo. Por un lado, este tipo de ambición puede inspirar un magnífico progreso en el entrenamiento para ir al baño a medida que su hijo intenta actuar como un niño grande en todas las formas posibles. Periódicamente, sin embargo, la necesidad de controlar su propio cuerpo y su entorno podría manifestarse de modos un tanto menos deseables. Su hijo de un año podría insistir en salir corriendo y escaparse cada vez que siente que va a tener una deposición —en un esfuerzo por prevenir que usted viole su frágil orgullo físico al alzarlo y colocarlo en la bacinilla. Incluso podría pararse de la bacinilla y orinarse

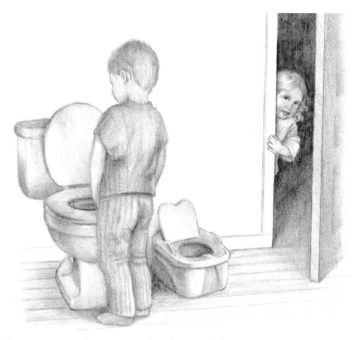

El observar cómo un hermano usa el inodoro puede hacer que un pequeño quiera empezar a aprender a ir al baño.

en el piso de la sala por la simple satisfacción de tomar la decisión de dónde hacerlo. A los dos años podría gritar "¡No!" cada vez que usted le pregunte si necesita ir al baño, dejándolo para cuando es demasiado tarde y llegue a tener un "accidente". Entre más atención le preste a tales experimentos —todos los cuales son intentos normales por poner a prueba sus reglas y límites— más intentará él repetirlos. La mejor reacción es limpiar el reguero, no comentar mucho la cosa, pasar por alto el incidente y esperar a una fase posterior y más madura de independencia que lo inspire a demostrarle a usted que ya es "un niño grande".

◆ Resistencia
El deseo de controlar sus funciones físicas y su entorno podría incrementarse durante épocas de cambios importantes en la vida del pequeño. Un niño que se siente desorientado por recientes perturbaciones (tales como la mudanza a una nueva casa, un divorcio o la llegada de un nuevo bebé al hogar) podría tratar de recuperar el

ES MEJOR *NO* INICIAR EL ENTRENAMIENTO CUANDO...

- Está por nacer un nuevo bebé o llegó un recién nacido al hogar
- Su familia se ha mudado recientemente a una nueva casa
- Su hijo está asistiendo a una nueva guardería, tiene una nueva niñera o empezó hace poco a ir al jardín preescolar
- Usted y su pareja se separaron hace poco o tienen problemas serios
- Su hijo está teniendo pesadillas frecuentes u otras señales de ansiedad
- El horario del sueño del niño es irregular
- Su hijo está pasando por una fase "negativa" o de resistencia

equilibrio emocional ejerciendo un mayor control sobre aquellos aspectos de su vida que están a su alcance. Tensiones internas, tales como temores propios de una imaginación que se está desarrollando a pasos rápidos, también podría conducir a una conducta de resistencia que dificulte el entrenamiento para usar el inodoro. Los bebés mayores y niños en edad preescolar, que tienen la capacidad psicológica de demorar una micción o deposición cuando lo desean, pueden deliberadamente "aguantar las ganas" y llegar a estreñirse seriamente en reacción a tensiones emocionales, presión paterna o incluso la negativa a dejar salir algo que sienten que es parte de su propio cuerpo. Una vez más, si se enfrenta a ese tipo de resistencia, es mejor hablar con el niño sobre lo que le está molestando, hacer lo posible por atenuar sus miedos (véase el Capítulo 4) y después suspender el proceso por un rato. Con su ayuda, su hijo pronto superará esta etapa emocional y usted podrá retomar el entrenamiento cuando el niño esté mejor preparado.

◆ Deseo de aprobación

Dos de las mejores herramientas a las que los padres pueden recurrir durante el entrenamiento para usar el inodoro son el deseo del niño de aprobación y sus ansias por imitar el comportamiento de otros. Los intentos de su hijo por ganarse su aprobación probablemente comienzan antes de haber cumplido el primer año. Impulsado por el desarrollo cognoscitivo de explorar la relación causa-efecto ("Si le muerdo la nariz a mami, ¿qué pasa?"), pronto comienza a ensamblar una base de datos de qué tipo de acciones ganan reacciones positivas de su parte y cuáles no. Entre más sonrisas y palabras de elogio obtenga de sus padres, más las deseará, y —excepto durante las épocas normales de rebelión que ocurren durante la niñez— probablemente continuará haciendo un gran esfuerzo por complacerle a usted. Los elogios que reciba su hijo durante la niñez temprana por cada pequeño paso que dé hacia el hábito de ir al baño, irán preparando el camino para un entrenamiento más rápido y positivo. Si su hijo no ha sido entrenado por completo para ir al baño cuando tenga tres años y medio, su deseo renovado por complacerle a usted puede hacer que se adapte al uso del inodoro de forma bastante simple, puesto que en esta época se habrán resuelto muchos de los asuntos relativos a la independencia. En capítulos posteriores, comentaremos los modos de estimular el deseo del niño por complacer mediante la afirmación ("¡Muy bien hecho!"), tablas con calcomanías y otras formas de refuerzo positivo.

◆ Conciencia social

La conciencia social —la observación de los demás y el deseo por parecerse a otros— se expande gradualmente a partir del primer año del bebé y durante los años preescolares, añadiendo así un motivador más para que el niño llegue a dominar el uso del inodoro. Aproximadamente a los 18 meses de edad, es probable que su hijo comience a manifestar fascinación por el comportamiento de otros niños de su edad o un poco mayores, y el deseo por imitarlos podría impulsarlo a usar el inodoro mucho antes de lo que lo haría normalmente. (Es por esto que los niños que tienen hermanos mayores suelen aprender a usar el inodoro más pronto que los niños que no tienen hermanos.) Entre los dos años y medio y los tres años, el niño comenzará a interesarse más en el concepto del género y se centrará en imitar el comportamiento de compañeritos de su mismo sexo. Como veremos en el Capítulo 3, éste es un buen momento para que los padres comiencen a invitar a su hijo o hija del mismo sexo para que los observen usar el inodoro. Si no hay un adulto del mismo sexo en el hogar, procure pedirle a un pariente adulto o a un amigo que actúe como modelo a seguir. De este modo, el pequeño no sólo saciará su curiosidad, sino que tal vez decida empezar a usar el inodoro para "parecerse más" a la persona mayor que admira.

ITINERARIO TÍPICO DE DESARROLLOS QUE PROPICIAN EL ENTRENAMIENTO PARA IR AL BAÑO

	Destrezas fisiológicas y motoras	Desarrollo cognoscitivo y verbal	Conciencia emocional y social
0 a 12 meses		Comienza asociar causa y efecto	Adquiere gusto por el elogio y la aprobación
12 a 18 meses	Empieza a sentir que necesita evacuar	Comienza a asociar la llenura con el resultado de evacuar	Surge el deseo de imitar el comportamiento de otros niños
	Podría comenzar a caminar	Podría comenzar a comunicarse verbalmente	Se enorgullece de "hacerlo solito"
18 a 24 meses	Habilidad temprana de controlar brevemente los músculos de los esfínteres	Mejora habilidad de visualizar una meta (usar la bacinilla) y poder recordarla para completar el acto	Aumenta el deseo de alcanzar el auto-dominio
	Mejor capacidad de sentarse quieto	Mayor capacidad de entender explicaciones verbales	Aumenta el deseo de complacer a los padres y obtener elogios

◆   ◆   ◆   ◆

Durante los años preescolares, la fascinación de su hijo hacia la identidad social y la conducta de sus compañeros será un fuerte motivador para ponerse ropa interior de niño grande y usar el inodoro como otros niños de su edad. Si para entonces no ha sido totalmente entrenado para ir al baño, la presión de sus compañeros por sí sola puede motivarlo a entrenarse a sí mismo. En muchos casos, todo lo que se necesita para entrenar a un niño de esta edad es comentar casualmente (sin actitud de crítica) que la mayoría de los niños de su salón de clase ya no usan pañales. Una vez que se haga consciente de esto, su hijo podría decidir entrenarse a sí mismo.

	Destrezas fisiológicas y motoras	Desarrollo cognoscitivo y verbal	Conciencia emocional y social
24 a 36 meses	Capaz de quitarse y ponerse prendas sencillas	Una mejor memoria le ayuda a mantener la rutina del baño	Se enorgullece de ser más competente
		Una imaginación más rica le permite aprender a través del juego (muñecos, actuaciones)	La conciencia del género lo estimula a imitar la conducta del padre del mismo sexo en el baño
3 años y más	La maduración gradual del sistema digestivo hace que se reduzcan los "accidentes" y que deje de mojar tanto la cama entre los 5 y los 6 años	Mayor habilidad para dejar de hacer algo con el fin de ir al baño, y resistir las distracciones mientras llega hasta allí	La presión de los compañeritos lo estimula a usar el inodoro. Le gusta completar las tablas de calcomanías y ganarse recompensas.

"CREO QUE ESTA LISTO. ¿Y AHORA QUÉ?"

Al describir los hitos en el desarrollo necesarios para que un niño comience a reemplazar el pañal por el uso de la bacinilla, hemos estimado edades aproximadas en que ocurre cada etapa de crecimiento. Sin embargo, es importante tener en cuenta que estos desarrollos tienen lugar en distintos momentos según el caso, y que cada niño puede estar absorto en un área distinta de desarrollo en un momento particular de su crecimiento. Es mejor observar a su hijo a la luz de la información que aquí le suministramos —centrándose no sólo en la edad cronológica del niño sino también en su comportamiento, intereses y reacciones a sus sugerencias— al decidir si es el momento o no de involucrar el inodoro o bacinilla en la rutina cotidiana del pequeño. Tenga en cuenta que las fases negativas por las que pasa su hijo podrían interrumpir o demorar el proceso de entrenamiento, incluso cuando parece estar listo. De ser así, no se preocupe; le será fácil comenzar de nuevo un tiempo después. Por fortuna, el entrenamiento para usar el inodoro no es un proceso que se pueda iniciar exitosamente en un solo punto de la vida de su hijo. A medida que su hijo adquiere nuevas habilidades, su comprensión se profundiza y la preparación emocional viene y va, el entender y adoptar el hábito de usar el inodoro se va volviendo cada vez más fácil. Mientras tanto, su mejor carta en esta tarea consiste en tener los ojos abiertos ante cualquier oportunidad que se presente y responder a la misma apropiadamente.

♦   ♦   ♦   ♦

Preguntas y Respuestas

¿YA LLEGÓ EL MOMENTO?

P: *¿Es cierto que los varoncitos tienden a aprender a ir al baño más tarde que las niñas?*

R: Aunque el sexo del niño en sí tiene poco que ver con lo pronto o tarde que aprenda a fondo el hábito de usar el inodoro, la tendencia de los varoncitos a ser más activos físicamente podría demorar un poco su entrenamiento. Aun así, otros factores —como un deseo de autodominio o de complacer a sus padres— podrían llegar a superar tal aspecto físico. La diferencia de tiempo de aprendizaje entre niños y niñas, en cualquier caso, no es grande, y los factores individuales ejercen una influencia mucho mayor.

P: *¿Qué llega a lograr primero un niño: orinar o defecar en la bacinilla?*

R: Todo depende del niño. Puesto que para la mayoría de los niños es más fácil orinar en una bacinilla que defecar en la misma, algunos niños experimentan el primer éxito de su entrenamiento cuando están orinando. Pero siendo más difícil aguantar la orina, es posible que un niño se demore más en aprender a orinar en la bacinilla de modo consistente. Por esta razón, la mayoría de los niños primero llegan a dominar el uso de la bacinilla para defecar aunque hayan estado orinando en la bacinilla —inconsistentemente— por un período de tiempo mayor. En general, es mejor estimular al niño a que se siente en la bacinilla cuando sienta ganas ya sea de orinar o defecar, pero sin pretender que alcance éxito en cada área a la vez.

P: *A mi hijo de dos años parece que le gusta usar la bacinilla, pero casi siempre se levanta de un brinco y sale corriendo antes de terminar, dejando un "reguero" en el piso del baño. ¿Hay algo que podamos hacer al respecto o simplemente deberíamos dejar el entrenamiento para cuando sea mayor?*

R: Prácticamente todos los niños de dos años son activos físicamente, y es posible que el suyo tenga una personalidad especialmente dinámica. No hay nada de malo en postergar el entrenamiento hasta que al niño se le facilite quedarse sentado de tres a cinco minutos a la vez. Sin embargo, puesto que ya inició el entrenamiento y el pequeño parece interesado en continuar, puede tratar de hacer que se concentre en quedarse sentado en la bacinilla. La próxima vez que vaya a usarla, procure quedarse con él charlando, leyéndole un cuento, jugando a algo sencillo o entreteniéndolo de cualquier otro modo que lo estimule a no pararse. Cada vez que permanezca lo suficiente como para "hacerlo" en la bacinilla, la práctica será reforzada y al pequeño le será más fácil quedarse quieto lo suficiente como para tener éxito en el futuro. Pero no hay por qué presionarlo demasiado. Basta con que se quede sentado cinco minutos. Si se levanta de un brinco y se lo hace en el piso, sea condescendiente con él, asegúrele que la próxima vez le irá mejor y pídale que le ayude a limpiar. Es mejor dejar que su hijo se levante de la bacinilla cuando quiera, aunque deje un reguero, que forzarlo a sentarse más tiempo del que quiere. Es más probable que quiera usar la bacinilla en el futuro si no se le ha obligado en ningún aspecto del proceso.

CAPÍTULO 3

Estimulando el progreso de su hijo

◆ ◆ ◆ ◆

—¡Mami, lo hice! —Nicolás apareció en la puerta del baño, radiante de orgullo ante su madre. Silvia dejó de aspirar y subió la mirada, sin atreverse a ilusionarse demasiado—. ¿Lo hiciste en la bacinilla, Nico? —le preguntó al pequeño apagando la aspiradora y apresurándose a ir al baño—. ¡Déjame ver!

Silvia pasó por delante de su hijo para darle un vistazo al baño. La escena que tenía ante sus ojos no era precisamente lo que esperaba. El lavamamos, el inodoro y la bacinilla estaban "decorados" con papel higiénico. Los libros que Nicolás hojeaba mientras estaba sentado en la bacinilla yacían por todo el suelo. Nicolás había orinado, advirtió Silvia, pero no precisamente en la bacinilla, sino en el piso *al lado* de ésta.

Silvia respiró profundo. Éste era el tercer "accidente" de ese tipo en dos días, y si había algo que no le gustaba hacer, era limpiar esa clase de regueros. Sin embargo sabía que una actitud positiva era la única forma productiva de reaccionar, así que ajustó su expresión facial antes de voltearse a ver a su hijo. —Bien hecho, Nico —dijo en tono alentador—. Trataste de hacer pipí en la bacinilla y casi lo lograste. Sólo que te paraste un poquito antes de la cuenta—. Le dio un abrazo ligero y le dijo: —Ahora, ¿qué tal si me ayudas a limpiar? Mira, así se hace...

Sea que su hijo tenga 18 meses o tres años, el evacuar en una bacinilla y no en algo tan conveniente como un pañal, con seguridad le parecerá bastante extraño al comienzo —un ritual de la gente grande que no reporta ningún beneficio obvio aparte del elogio de los padres y quizás una golosina. Por lo tanto es sorprendente considerar todo el esfuerzo que un pequeño hace por tratar de acatar la necesidad de sus padres de entrenarlo para usar el inodoro sólo por el deseo de complacerlos.

En ocasiones, los esfuerzos del pequeño podrán desilusionarle, irritarle o incluso confundirle. Pero al momento de reaccionar, trate de tener en cuenta el estado de desarrollo de su hijo. Los intentos del niño por ajustarse a este nuevo concepto de auto-cuidado, su ansiedad natural por tener que darle una nueva dirección a las funciones naturales de su cuerpo y sus esfuerzos por seguir una secuencia de acciones bastante complicada, inevitablemente conducirán a errores de tanto en tanto. Haga lo posible por aplaudir sus esfuerzos y conservar el buen sentido del humor a medida que el pequeño domina esta nueva y difícil destreza.

◆ **¿PARA QUÉ SIRVE LA BACINILLA?**
   EL PODER DE LA ASOCIACIÓN

En el Capítulo 2, comentamos la importancia de crear asociaciones en la mente de su hijo entre las sensaciones físicas que preceden a la evacuación y el acto de orinar o defecar. Conforme comienza a observar que su hijo va captando dicha asociación —anunciando que necesita evacuar, quitándose el pañal cuando está mojado o escondiéndose cuando está a punto de tener una deposición— usted puede incrementar los recordatorios. Cuando esté en la casa sin que haya personas ajenas al hogar, cree el hábito de que el padre del mismo sexo u otro adulto anuncie la necesidad de ir al baño e invite al niño a que lo acompañe. Anime a otros miembros de la familia a que también le demuestren al niño cómo usar el baño, particularmente los hermanos mayores, cuyas acciones desean imitar los niños pequeños. Si tiene gemelos, invite a ambos a que observen cómo usted u otro familiar usa el baño, pero no se sorprenda si uno muestra interés y el otro no. Eventualmente, el otro gemelo comenzará a interesarse, y para cuando eso pase, tal vez ya tenga el ejemplo de cómo su hermanito está aprendiendo a usar el inodoro y esto acelerará su propio entrenamiento.

   A medida que su hijo observa el proceso de evacuación, explíquele qué está pasando (¿Ves, Carolina? El pipí sale de Alicia y cae en el inodoro. Después ella baja la palanca para que se vaya el pipí y ella queda sequita y cómoda. Tú podrás hacer lo mismo muy pronto".) No importa si al principio su hijo no entiende todo lo que usted le dice. Con el tiempo comenzará a captar sus palabras. Mientras tanto, evite comparar de modo negativo al niño que no está entrenado con la persona entrenada a la que ve usar el baño. En cambio, recuérdele que muy pronto él o ella también podrá comenzar a usar el baño como un niño o una niña "grande", inspirándolo así a dar lo mejor de sí.

Durante esta fase preparatoria de entrenamiento del baño, es importante explicar y demostrar *cada paso* del proceso. El saltarse pasos ahora puede crear hábitos que más adelante serán difíciles de cambiar. En cada ocasión, indíquele que deberá hacer lo siguiente:

- Bajarse la ropa (si es varoncito y está parado, deberá aprender a bajarse la bragueta)
- Quedarse sentado en la bacinilla (de frente a ella para orinar si es varoncito) hasta que haya terminado por completo
- Limpiarse cuidadosamente con papel higiénico (siempre de adelante hacia atrás en el caso de las niñas para prevenir infecciones vaginales o de las vías urinarias)
- Bajar la palanca del inodoro (si el niño lo desea y si no le asusta el ruido)
- Lavarse y secarse las manos

QUÉ PALABRAS USAR

Como seguramente se lo recomendarán aquellos padres con experiencia, es importante decidir con tiempo qué palabras usará para describirle a su hijo las partes del cuerpo, la orina y las deposiciones, puesto que es probable que el pequeño use esas palabras frecuentemente durante los próximos años, a menudo en presencia de maestros, niñeras, parientes y otros adultos. En la mayoría de los casos, las palabras comunes y sencillas son las mejores, tales como *pipí* y *caca* o *el uno* y *el dos*. Tales términos no ofenderán, confundirán o avergonzarán a su hijo ni a otras personas, y cuando el niño sea mayor, podrá enseñarle los términos correctos. Procure evitar palabras tales como *tonto* o *cochino*, lo que hará al niño sentirse cohibido o incómodo acerca del proceso de evacuación. El asumir una actitud sencilla y práctica acerca de las deposiciones y la micción estimulará a su hijo a pensar en el uso del baño de ese mismo modo.

Explique en términos sencillos que después de hacer caca o pipí siempre hay que lavarse las manos para que queden muy limpias. Si la curiosidad creciente del niño hacia el uso del inodoro o la bacinilla lo lleva a tratar de jugar con las heces, deberá detenerlo con calma y explicarle: "Esto debe irse por el inodoro. No es para jugar". Tenga en cuenta que su expresión facial y su lenguaje corporal son tan importantes como lo que dice. Evite manifestar un sentido de vergüenza o culpa. Su hijo está altamente sintonizado con las reacciones emocionales que usted tenga y "aprenderá" que el uso del inodoro es saludable y positivo o sucio y desagradable, dependiendo de lo que usted le comunique.

◆ ELECCIÓN E INSTALACIÓN DE LA BACINILLA

Una vez que su hijo demuestre estar interesado o listo para el entrenamiento del inodoro, es hora de instalar una bacinilla en casa. Lleve al niño para comprar su "sillita especial", explíquele para qué la usará y permítale escoger la que comprará. Cuando lleguen a la casa, marque la bacinilla con el nombre del niño. Anime al pequeño a jugar con ella, a colocarla donde él quiera y a rodearla con sus muñecos de

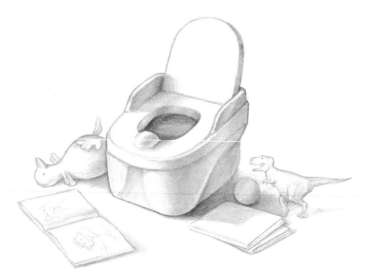

El permitirle a un niño rodear su bacinilla con sus juguetes favoritos, estimulará su orgullo por sus pertenencias y aumentará su interés hacia su "sillita especial".

¿CUÁL ES LA MEJOR BACINILLA?

Elección de la mejor sillita para su hijo

La mejor bacinilla debe ser cómoda para su hijo y fácil de limpiar para usted. Use una bacinilla tipo silla con una base ancha que no se vuelque y con manijas a las que el niño se pueda agarrar mientras está defecando. Cerciórese de que los pies del pequeño toquen el piso o que tenga algún otro tipo de apoyo para los pies, de tal modo que pueda empujar hacia abajo durante una deposición. Una sillita resistente y acolchada con un respaldar apropiado hace que las sesiones largas en la bacinilla sean más confortables, y una bandeja frontal para poner libros de colorear o juguetes hace que sean más divertidas. Entre menos piezas retráctiles tenga, más fácil de limpiar será —un importante factor a considerar durante el entrenamiento del inodoro.

Para limpiar la bacinilla del niño, vierta las evacuaciones en el inodoro, límpiela bien y enjuáguela con agua. También puede usar algún tipo de detergente o desinfectante una vez al día.

Aunque una bacinilla es lo más práctico para un niño pequeño, algunas familias prefieren usar una silla infantil ajustada al inodoro. Tales sillas pueden ser más convenientes en baños pequeños, si el niño estará usando inodoros de adultos debido a viajes u otras actividades y necesita acostumbrarse a los mismos, o sí el pequeño está fuertemente motivado a imitar el uso del baño por parte de los adultos del modo más exacto posible. Si decide usar ese tipo de silla, deberá poner a disposición del niño un taburete en el que descansen sus pies de tal modo que pueda apoyarse en el mismo al defecar. (Algunas sillas vienen con escalones que se pueden usar para este fin.) Las sillas que se ajustan al inodoro son preferibles a las sillas inflables que sencillamente se ponen encima de la tasa del inodoro, puesto que éstas últimas pueden ser incómodas, aunque tal vez sean más convenientes durante los viajes.

Al entrenar a su hijo en un inodoro de adultos, prepárese a la resistencia que pueda poner a la hora de bajar la palanca —a muchos niños les da miedo o no les gusta el mecanismo y el ruido del arrastre del agua— y déle tiempo para que supere estos sentimientos. Pero no se preocupe más de la cuenta por el tema de la bacinilla frente al inodoro. Los niños con el tiempo se adaptan a evacuar en el inodoro sin importar cómo se les haya enseñado inicialmente, y la experiencia combinada que tenga tanto en una bacinilla como en un inodoro le ayudarán a llegar a dominar el uso del baño.

◆　　◆　　◆　　◆

peluche, libros y juguetes favoritos. El orgullo de pertenencia con frecuencia ayuda a que un bebé que ya camina o un preescolar se interese en el uso de la bacinilla, y el hecho de que ésta tenga un tamaño infantil le permite satisfacer su deseo de "hacerlo por sí mismo". Por otro lado, los niños que están más enfocados en comportarse como su hermano mayor tal vez prefieran usar un taburete para montarse y usar el inodoro de adultos con una silla ajustada al mismo. No es necesario que la bacinilla esté en el baño desde el comienzo. Aunque algunos padres han notado que el colocar la silla en el baño le ayuda a sus hijos a asociarla más rápidamente con el acto de evacuación, otros han tenido muy buenos resultados dejando la bacinilla en la alcoba del niño, donde es de fácil acceso cuando el pequeño se levanta de la siesta, o en la cocina para usarla después de las comidas. Más adelante, cuando el niño ha comenzado a usar la bacinilla con cierta regularidad, podrá moverla al baño o incluso reemplazarla por una silla infantil para colocarla encima del inodoro de los adultos.

◆ FAMILIARIZÁNDOSE CON LA BACINILLA

Como muchos padres lo han descubierto, el acto de comprar e instalar una bacinilla no significa que el niño la usará. En la mayoría de los casos, la asociación entre la bacinilla y la evacuación deberá ser reforzada una y otra vez antes de que su hijo capte la idea. Recuérdele con frecuencia (pero no tan a menudo al punto de hacer que el pequeño comience a resistirse) que "allí es donde pones tu caca y tu pipí, así como mami lo hace en su inodoro". Anímelo a sentarse en ella mientras hojea libros o juega con sus juguetes. Permítale que al principio se quede completamente vestido si así se siente más cómodo. Si ve que se está poniendo de cuclillas, que se pone colorado o que da cualquier otra muestra de que va a defecar, sugiérale que lo haga mientras está sentado en la bacinilla con el pañal puesto. Si tiene una deposición de esta manera, quítele el pañal cuando termine de defecar y permítale que le "ayude" a mover las heces del pañal a la bacinilla, fomentando así la conexión en su mente. Los niños que están pasando por una fase en la que quieren estar desnudos, lo que es muy común entre los 18 meses y los cuatro años de edad, pueden sentarse sin ropa en la bacinilla y experimentar tal asociación de un modo más directo.

¿DE PIE O SENTADO?

Los padres a menudo se preguntan si deben empezar a enseñarles a orinar a sus hijos varones de pie o sentados. Aunque no hay una "respuesta óptima" a esta pregunta, se suele indicar a los niños muy pequeños que orinen sentados hasta que se hayan familiarizado con el proceso del uso de la bacinilla y tengan más probabilidades de "atinar" al momento de orinar. Hacia los dos años y medio o tres años, cuando los niños comienzan a interesarse en el concepto del género, los varoncitos empiezan a imitar a sus papás, amigos o hermanos mayores y se paran para orinar. Conforme su hijo aprende a hacer esto, cerciórese de que levanta la tasa del inodoro antes de comenzar. Prepárese a limpiar más de la cuenta alrededor de la tasa del inodoro por un tiempo, puesto que es probable que al principio no tenga una puntería perfecta. (Cerciórese de que la tapa del inodoro quede bien ajustada al levantarla, puesto que se han presentado casos en que éstas lastiman al niño al caer.)

◆ Ropa adecuada para usar la bacinilla

Una vez que su hijo se haya acostumbrado a la idea de la bacinilla y tenga una clara idea de su asociación con la evacuación, es hora de facilitarle el *uso* efectivo de la bacinilla. Empiece a ponerle ropa interior en lugar de pañales, haciéndolo partícipe del proceso al permitirle que elija los pantaloncitos o calzoncillos en la tienda. (Aquéllos decorados con superhéroes o personajes de tiras cómicas son muy populares.) Si el pequeño ha observado a un niño mayor usando el baño con cierto tipo de ropa interior, procure comprarle a su hijo unos pantaloncitos parecidos. Es sorprendente lo literales que son las ideas de algunos niños pequeños en cuanto al uso del baño: Es factible que su hijo inicialmente crea que si no está usando pantaloncitos idénticos a los de su hermano, no será capaz de usar la bacinilla.

CONSEJOS DE OTROS PADRES

Lograr que ocurra la primera vez

En muchos casos, es muy difícil hacer que el niño use la bacinilla por primera vez. He aquí algunas técnicas que otros padres han usado para ayudar a sus hijos a tener su primer acierto en la bacinilla.

Deje correr el agua del grifo mientras su hijo está sentado en la bacinilla. El sonido del agua podría estimular el reflejo de micción del niño.

Presente un modelo imaginario. Mientras el pequeño está sentado en la bacinilla, comente que su héroe de tiras cómicas favorito hace pipí en la bacinilla y "tú también lo puedes hacer".

Permítale que le "demuestre" a otro niño, a su muñeco de peluche favorito o a usted cómo se usa la bacinilla. Es probable que imite a la perfección las lecciones que usted le ha dado y que incluso use la bacinilla en el proceso.

Las demás prendas de vestir del niño también deben facilitar en lo posible su facultad para colocarse en la bacinilla a tiempo. Evite ponerle overoles, *jeans*, medias largas ni ninguna prenda que tenga cremalleras, botones o un cinturón que sea difícil de quitar. Recurra a vestidos cortos y pantaloncitos interiores para las niñas, o bien pantalones largos o cortos con cintura elástica para niños de ambos sexos. O, si el niño lo prefiere, permítale quedarse sin nada de la cintura para abajo mientras está en la casa. Los pantaloncitos de entrenamiento, aunque son tentadores de usar ya que absorben evacuaciones "accidentales", no son ideales para este período puesto que al niño le cuesta trabajo bajárselos. Este tipo de pantaloncitos desechables son convenientes para la noche, como una forma de que el niño sienta que está usando ropa interior, pero con la facultad de absorber las evacuaciones accidentales hasta que el pequeño esté entrenado para pasar la noche seco.

◆   ◆   ◆   ◆

Quédese con el niño mientras está en la bacinilla o el inodoro. Si usted le está prestando atención, es más probable que se quede quieto lo suficiente como para llegar a evacuar.

Permítale hacerlo a su manera. Si a su hijo le gusta ponerse un gorro especial mientras está sentado en la bacinilla o quiere colorear mientras espera a orinar, no lo reprima. El quedarse sentado esperando es aburrido y el pequeño se sentirá mejor si tiene un poco de control sobre la situación.

Déle una nota divertida. Eche un poco de cereal o unas cuantas gotas de colorante de alimentos en la bacinilla para que el niño apunte hacia ese "blanco". Tome asiento en el inodoro cerca a su bacinilla y anímelo a hacer "una carrerita". Este tipo de jueguitos le quitan la presión al niño y hacen que quiera "volver a hacerlo".

Relájese. Si usted asume el proceso de manera positiva y casual, más fácil le será al pequeño acatar sus deseos. Cuéntele uno que otro chiste mientras espera en la bacinilla. Tal vez se ría tan fuerte, que accidentalmente llegue a orinar.

◆ Identificando los momentos de ir al baño

Una vez que su hijo se familiarice con su bacinilla y se sienta lo suficientemente seguro como para usarla, esté pendiente de cualquier oportunidad en la que pueda usarla de modo efectivo. Pídale que le avise cuando esté a punto de orinar o defecar. Al comienzo, es más probable que le cuente que tiene el pañal mojado o sucio cuando ya lo ha hecho. En este caso, elógielo por haberle avisado y sugiérale que la próxima vez le avise antes. También puede ayudarlo a ser más consciente de sus necesidades de evacuación preguntándole si necesita ir al baño o llevándolo hasta donde está la bacinilla después de cada siesta y entre 15 y 20 minutos después de cada comida. Cada vez que advierta que va a orinar o defecar, hágale notar que cuando se pone de cuclillas o empieza a gruñir significa que el pipí o la caca está por salir y llévelo hasta donde está la bacinilla. Entre más independiente lo ayude a sentir durante este paso —permitiéndole que camine hasta la bacinilla en lugar de llevarlo cargado, dejando que él mismo se baje los pantaloncitos (tal vez con un poco de ayuda de su parte)— más capaz se sentirá y será menos probable que se resista.

Cuando el niño ya esté sentado en la bacinilla, pídale que trate de hacer caca o pipí. Si nada pasa, póngase de cuclillas al lado del pequeño, tómelo de la mano, convérsele, léale un cuento o busque otro modo de hacer que se quede sentado y contento por un rato (pero no por más de tres a cinco minutos). Pero si empieza a intranquilizarse o a resistirse, déjelo ir. El tratar de forzarlo a aprender a usar la bacinilla tan sólo creará más resistencia y dificultará el proceso de entrenamiento.

Cuando su hijo por fin logre evacuar en la bacinilla, recompénselo con elogios, un abrazo, un comentario de lo grande que se está volviendo, o incluso un regalito como una calcomanía o un caramelo. Cuéntele a los demás miembros de la familia lo que el niño pudo hacer en la bacinilla y anímelos a que lo elogien también. Siga felicitando al niño cada vez que lo use o que haga un intento por hacerlo, pero no exagere la nota porque el pequeño podría sentirse presionado. En general, un comentario positivo de tono ligero como "¡Sabía que tú podías!" es la actitud más efectiva.

◆ "¡QUÉ NIÑA TAN GRANDE!": A PARTIR DEL PRIMER ÉXITO

"Mi hija Tere usó la bacinilla desde el primer día que se la compramos" cuenta Anita, su mamá. "Pensé que el entrenamiento para ir al baño iba por muy buen camino, pero después se negó a acercarse a la bacinilla durante el siguiente par de semanas. Ya le había empezado a poner ropa interior, así que esas dos semanas me la pasé limpiando regueros. Esos no eran precisamente mis planes".

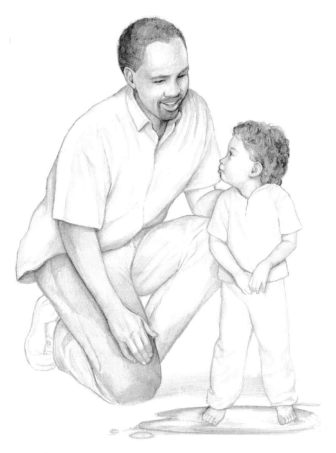

Cuando se presente un "accidente", tómelo a la ligera y concéntrese en alentar al niño mientras limpia el reguero.

El aprendizaje para ir al baño, así como cualquier otra tarea evolutiva del niño, es una progresión gradual, partiendo del hecho de no poder evacuar en la bacinilla, siguiendo con la capacidad de evacuar de manera inconsistente, hasta llegar al dominio total. No debe sorprender entonces que después de los logros iniciales en la bacinilla sigan retrocesos o regresiones. Aunque el poder evacuar en la bacinilla es la herramienta de aprendizaje más efectiva en términos de refuerzo, el tiempo que esto tarda en ser captado por el niño varía ampliamente. Algunos niños se ajustan al uso de la bacinilla casi de inmediato y siguen usándola con tan sólo unos pocos accidentes. La mayoría, sin embargo, logran volver a evacuar en la bacinilla de manera esporádica durante los primeros días, semanas o incluso meses, incrementando gradualmente el uso de la misma a medida que disfrutan del elogio paterno y el sentimiento de independencia que lo acompaña.

Cuando su hijo haya podido usar la bacinilla de modo efectivo en varias ocasiones a sugerencia suya, trate de bajar la guardia un poco para ver si el pequeño responde a la urgencia de usar la bacinilla por su propia cuenta. Está bien impulsarlo verbalmente de tanto en tanto —sobre todo en momentos en que por lo general necesita evacuar o si su comportamiento indica que necesita ir al baño (comienza a bailotear, a agarrarse los genitales o a ponerse de cuclillas). Pero no le pregunte *constantemente* si necesita ir al baño, puesto que tal actitud lo despojará de su sentido de control y hará que se resista. Cuando el niño haga sus necesidades en los pantalones por error, tome la cosa a la ligera y procure no enojarse. Concéntrese en cambio en mantener sus comidas y siestas a horas regulares, preguntándole después de cada siesta y comida si necesita ir al baño y dándole de comer abundantes frutas, otros alimentos ricos en fibra y líquidos. Esto hará que su urgencia de evacuar sea más predecible y por consiguiente será más probable que responda efectivamente.

Siga elogiando al niño cada vez que responda a la sensación de tener que ir al baño acudiendo hasta la bacinilla, bajándose los pantalones y evacuando efectivamente. Como dijimos antes, el darle un regalito cada vez que use la bacinilla, podría motivarlo a seguir intentándolo, siempre y cuando el premio no sea tan grande que lo distraiga del acto en sí. La mayoría de los padres encuentran que añadir el uso de la bacinilla a una lista de tareas o logros (tales como poner las servilletas para la cena, alimentar al pececito o lavarse los dientes), así como dejar que

OFRECIENDO UNA RECOMPENSA

Algunos padres consideran que el ofrecerle a un niño una recompensa tangible por usar la bacinilla, tal como un caramelo o un juguetito, es equivalente a sobornarlo para que haga lo correcto. Consideran que un niño debería aprender a comportarse por el simple hecho de hacerlo bien, y que los regalitos u otras recompensas lo distraen de este proceso de aprendizaje. Es cierto que las recompensas grandes, tales como llevarlo a comer pizza a su lugar favorito o comprarle un juguete grande, no sólo pueden resultar formas muy costosas de estimularlo cada vez que use el baño, sino que podrían hacer que el niño se concentre más en querer que aumente la recompensa con cada logro, en lugar de disfrutar del éxito en sí. Las pequeñas recompensas, por otro lado, pueden ser un modo efectivo de demostrarle a su hijo de modos concretos que ha hecho un buen trabajo y que debe sentirse complacido de su propia conducta. Si su hijo pide que le dé un premio más grande la próxima vez, dígale con calma que no, ofrézcale el regalito usual y distráigalo con otra actividad. Sin embargo, si usted rechaza de plano la idea de ofrecerle caramelos o un juguetito como recompensa por usar el baño, contemple la idea de hacer una "tabla del baño" a la que su hijo pueda pegar una estrella dorada por cada logro. Sea cual sea el sistema de recompensa que use, no olvide que los abrazos y elogios son los motivadores más poderosos para su hijo.

el niño ponga una estrellita o calcomanía al lado de cada tarea cumplida, incrementa su sensación de orgullo a tiempo que coloca el entrenamiento del inodoro en el contexto adecuado, siendo una destreza más de la vida diaria que deberá aprender.

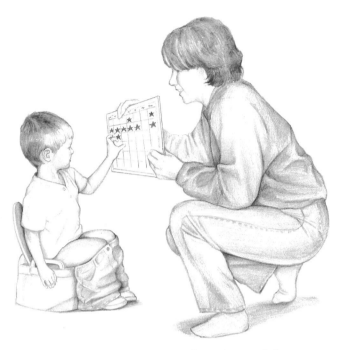

Las recompensas pequeñas, como pegar una calcomanía por cada logro en
la bacinilla, pueden fomentar el sentimiento de orgullo del pequeño y
motivarlo a seguir el entrenamiento.

◆ Logrando la consistencia

Algunos bebés mayores y preescolares logran defecar en la bacinilla
antes de poder orinar, puesto que les es más fácil demorar una
deposición lo suficiente como para llegar hasta la bacinilla. Otros
comienzan a orinar en la bacinilla o el inodoro mucho antes de estar
dispuestos a defecar en la misma, aunque es probable que demoren más
en aprender a orinar *consistentemente* en la bacinilla sin tener "accidentes"
frecuentes. Independientemente de que su hijo logre antes un control
completo del intestino o de la vejiga, su trabajo consiste en tener una
actitud positiva y alentadora durante todo el proceso de aprendizaje.
Aunque el entrenamiento diurno en su totalidad podría tardar un poco
más de lo que usted esperaba, su hijo dominará esta destreza tarde o
temprano. Muchos padres comentan que aunque estas fases extendidas
de entrenamiento parecen durar una eternidad, al verlas en retrospectiva

> ## *Prepárese para los "accidentes" y acéptelos*
>
> *"Al recordar el período en que entrenamos a nuestra hija Laura para usar el inodoro, creo que lo más inteligente que hicimos fue aceptar el hecho de que iban a presentarse accidentes y que teníamos que estar preparados para los mismos. Cubrimos el colchón con un forro de plástico. Incluso cubrimos con plástico el asiento protector del auto. Teníamos los implementos de limpieza a la mano tanto en la casa como cuando salíamos. Y siempre que salíamos con la nena llevábamos una muda de ropa. Aun así, a veces nos sentimos frustrados, cuando Laura parecía haber olvidado todo lo que había aprendido. Pero el minimizar los daños con anticipación facilitó mucho el proceso".*
>
> CAROLINA, MAMÁ DE LAURA

parecen haber pasado muy rápidamente. Absténgase, en lo posible, de volver a ponerle pañales al niño (esto probablemente lo hará sentir que ha fracasado), mantenga la presión ligera pero constante y trate de conservar el sentido del humor hasta completar el entrenamiento. Además tenga en cuenta que el control nocturno de la vejiga por lo común ocurre más tarde que el control diurno. No hay nada de malo en dejar que el niño siga durmiendo con pantaloncitos de entrenamiento o pañales en la noche durante meses o incluso años después de haber adquirido el hábito diurno de ir al baño, hasta que su vejiga se haya desarrollado lo suficiente como para poder estar seco toda la noche.

◆ UN PASO ADELANTE: FOMENTANDO
   LA CONFIANZA Y AUTOESTIMA

El entrenamiento para usar el inodoro es un proceso de altibajos, pero es algo inevitable en la vida de casi cualquier niño. Hacia los tres o cuatro años de edad, la mayoría de los niños ha alcanzado el control diurno de la vejiga y el control total del intestino (tanto de día como de noche). La habilidad de permanecer seco durante la noche entera vendrá un poco más tarde; casi todas las niñas y más del 75 por ciento de los niños llegan a dominar esta habilidad por completo hacia los seis años de edad. Su hijo, también, se moverá más o menos establemente de los pañales a la ropa interior, de la bacinilla al inodoro y del manejo diurno de sus evacuaciones al manejo total de las mismas. De hecho, muchos padres notan que una vez que sus hijos captan el concepto de un tipo de evacuación, el dominio de las demás áreas se facilita mucho más (pero siguiendo su propio itinerario). Muy pronto, estando en un restaurante o en un aeropuerto, su pequeño anunciará con confianza que necesita un baño, le conducirá de la mano hasta el mismo y usará con entera seguridad un inodoro que nunca ha visto antes.

Mientras tanto, su continuo apoyo y sensibilidad hacia las necesidades del niño estimularán su progreso. Conforme pasa de la bacinilla al inodoro de adultos en la casa, ponga a su disposición un taburete si lo necesita y una silla infantil para poner sobre el inodoro. (La edad a la que esta transición ocurre dependerá de los intereses de su hijo, de sus propias necesidades y de los requisitos ambientales tales como el hecho de tener que usar con frecuencia inodoros de adultos fuera del hogar.) Cuando el niño necesite usar el inodoro en un lugar distinto a su casa, acompáñelo y ayúdelo, cerciorándose de que sigue la misma rutina que ha aprendido en casa (limpiarse con papel higiénico, bajar la palanca, lavarse las manos). Contemple la idea de llevar la bacinilla o la silla para adaptar al inodoro durante las salidas, así como una muda de ropa. También podría ser recomendable permitirle a su hijo que le observe usar el inodoro en estos sitios desconocidos y hablarle acerca de lo grande que él o ella será cuando pueda hacer lo mismo. Antes de que entre a la escuela, asegúrese de que sepa subirse y bajarse los pantalones apropiadamente. (Véase el Capítulo 6 para obtener más información sobre cómo ayudar al niño a usar el inodoro fuera de la casa.)

Tales esfuerzos por apoyar al pequeño incrementarán su confianza en el uso del baño, pero harán mucho más que eso. Le dejarán saber de diversos e importantes modos lo comprometido que usted está en ayudarle a aprender nuevas destrezas y ajustarse a nuevos desafíos. Al permitirle desarrollarse a su propio ritmo, absteniéndose de criticarlo o juzgarlo cuando falle, y elogiándolo cuando acierte, usted le demostrará que puede ponerse una meta por sí mismo y alcanzarla. Al seguir enseñándole a manejar sus funciones personales del modo como los niños grandes y los adultos lo hacen, usted lo estará ayudando a alcanzar su máxima meta: una mayor independencia y autodominio. En muchos sentidos, el éxito en el entrenamiento para usar el inodoro no sólo es una demostración de todo lo que su hijo ha aprendido en sus pocos años de vida, sino también un indicativo de como superará los desafíos y logrará sus metas en los años por venir.

Preguntas y Respuestas

¿ESTÁ BIEN?

P: *Mi hijo, que hace poco aprendió a ir al baño, a veces pasa dos o tres días seguidos sin tener una deposición. ¿Es normal o será que está aguantando las heces?*

R: La frecuencia de las deposiciones de los niños varía ampliamente, por lo que es difícil para los padres saber qué es lo normal. Algunos niños tienen deposiciones dos o tres veces al día, mientras que otros pueden pasar dos o tres días sin defecar. En general, un *cambio* marcado en el patrón de deposiciones de su hijo es más importante de advertir que la poca frecuencia habitual de deposiciones. Si nota un cambio o si su hijo parece tener malestar, hable con el pediatra. No le dé al niño laxantes, supositorios, ablandadores de heces ni enemas a menos que lo recomiende el médico. Una dieta bien balanceada con abundantes frutas, fibra y líquidos es el mejor modo de propiciar heces suaves y cómodas de eliminar, así como deposiciones regulares.

P: *Mi hija de un año insiste en ir conmigo cada vez que voy al baño y me mira mientras uso el inodoro. Su atención me incomoda. ¿Tengo que soportar esto?*

R: Por supuesto que usted no tiene que usar el baño en presencia de su hija, pero el observar a uno de sus padres(especialmente al padre del mismo sexo) usar el inodoro, es uno de los mejores modos de enseñarle a hacer lo mismo. La observación no sólo responde a muchas de las preguntas sin plantear de su hija acerca de la evacuación, sino que muy pronto, el deseo de imitar su comportamiento la impulsarán a querer usar el inodoro y a pasar de los pañales a la ropa interior. Siga permitiéndole que la observe si eso no la hace sentir demasiado incómoda. No obstante, si siente que su incomodidad tiene un efecto negativo sobre la niña, sugiérale que observe a otro familiar que no se incomode, o busque otros métodos (charlas, libros, instrucción directa) para familiarizarla con el proceso.

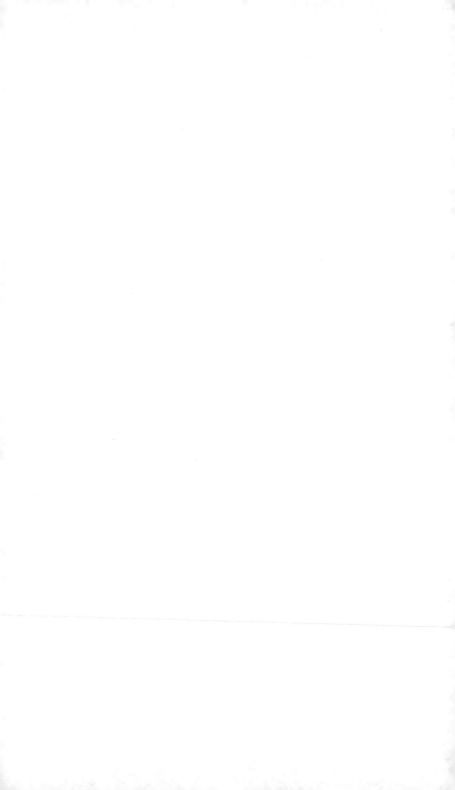

CAPÍTULO 4

"Accidentes", resistencia y otros retos del entrenamiento

❖ ❖ ❖ ❖

Nadie pretende que un niño sea perfecto. Es común que se presenten errores frecuentes, especialmente cuando un niño apenas tiene dos, tres o cuatro años. Sin embargo, para muchos padres los "accidentes" del niño relacionados con el uso del baño resultan particularmente frustrantes. Una razón obvia es el desagradable proceso de limpiar después de ocurrido el incidente. Otra razón es el hecho que estos accidentes tienden a ocurrir cuando los padres están de prisa, la familia está estresada o el niño está en un entorno extraño —justo en esos momentos en que los errores pueden ser más irritantes. Pero en ocasiones otros asuntos, como la vergüenza, el control y la autoimagen como padre entran a formar parte de la ecuación, incrementando el impacto emocional del accidente más allá de otros percances cotidianos y más allá de lo que debería ser.

Aun así, el hecho sigue siendo que los accidentes relacionados con el baño son casi siempre eso: accidentes o descuidos resultantes del olvido, de una distracción momentánea o del deseo del niño de poner a prueba sus límites, todo lo cual es parte normal del crecimiento. Al responder calmadamente a esta conducta como parte normal y comprensible del aprendizaje de una nueva destreza, usted podrá evitar las luchas de poder, la prevención, la ansiedad, la rebelión y otros enredos emocionales que a menudo son la fuente real de los problemas durante el entrenamiento para usar el inodoro.

CONSEJOS DE OTROS PADRES

Prepárese

Durante un período de por lo menos seis meses después de completar el entrenamiento para ir al baño, cada vez que salga con el niño siga llevando toallitas húmedas, una muda de ropa y otras cosas que pueda necesitar en caso de un accidente. Procure que el niño vaya al baño antes de salir de la casa y sea consciente de que hay más riesgo de que se presenten percances cuando su hijo se encuentra en un ambiente desconocido. Para ayudar al niño a prevenir tales accidentes, enséñele a buscar y reconocer los símbolos de los baños públicos para hombres y mujeres, y pídale que vaya a un baño en el momento en que lo vea en lugar de esperar a que necesite ir con urgencia. En la casa, cubra el colchón de la cama de su hijo con un forro de plástico en caso de que se moje en la noche y siga teniendo a la mano artículos de limpieza. Entre más preparado se encuentre para enfrentar accidentes, más fácil le será responder de un modo razonable y estimular una conducta más positiva.

◆ "¿OTRA VEZ?": POR QUÉ OCURREN
   LOS "ACCIDENTES"

La guardería a la que Estefanía estaba asistiendo por primera vez era enorme, como un parque de recreo cubierto, con niños de distintas edades corriendo a su alrededor en todas direcciones. La mamá de Estefanía le había mostrado el salón y le había presentado a las niñeras antes de irse, pero eso había sido hace mucho tiempo y ahora la niña se sentía solita. Se paró al lado del fregadero de madera de la cocinita de juguete, contemplando con asombro los platos de plástico desconocidos, el fogón pintado en la estufa de juguete y el tazón lleno de frutas plásticas. Cerca de ella, dos niños estaban peleando por quedarse con un tren de juguete y uno de ellos le pegó al otro en la cabeza con la locomotora. El ruido del llanto del niño llenó la cabeza de Estefanía, aumentando su propia confusión y ansiedad. Miró a su alrededor en busca de una persona grande. Había una señora al otro lado del salón. *¡Ayúdenme!*, pensó Estefanía, pero no sabía lo suficiente como para decir *¡Hay demasiado ruido!*

De repente, Estefanía sintió una sensación caliente y húmeda en el costado interno de sus muslos debajo de sus jeans. Miró hacia abajo. *Ay, no. Me lo hice encima.* Sentimientos vagos e indefinidos de desilusión y vergüenza la dominaron, desplazando todo pensamiento acerca de su entorno. Incapaz de idear cómo solucionar la situación, Estefanía comenzó a llorar. Entonces, unos momentos después, los brazos de una señora le rodearon los hombros y una voz amistosa le susurró:

—Tranquila, Estefanía. Fue un accidente. Vamos a secarte y a ponerte ropa limpia ya mismo.

Como adultos, a veces nos olvidamos de la intensidad con que los niños pequeños experimentan su mundo, y lo fácil que se descontrolan por cualquier cambio en su rutina diaria y en su entorno. A los dos, tres y cuatro años de edad, los niños han avanzado tanto en términos de sus destrezas verbales y su comprensión general, que es fácil sobreestimar su habilidad para concentrarse, formarse prioridades y recordar. Las investigaciones han demostrado, sin embargo, que durante esta tierna edad los niños siguen siendo débiles en su habilidad para seleccionar y darle prioridad a la información dentro de la corriente de sensaciones que les llegan. Un niño pequeño que camina por la acera con uno de sus padres tenderá a fijarse en los sonidos del canto de los pájaros posados en los árboles, tanto como en la voz de sus padres o en el carro que transita a pocos pies de distancia. Un niño que está batallando por enfrentar una amplia variedad de estímulos en un ambiente desconocido —como le ocurrió a Estefanía en el ejemplo anterior— fácilmente podría dejar de percatarse de las señales de su cuerpo que le indican que necesita orinar. Incluso cuando un niño pequeño se dirige al baño en su propia casa, puede distraerse lo suficiente por el sonido del pito de una tetera en la cocina como para olvidarse del lugar al que se dirigía.

Los padres a menudo perciben que es más común que sus pequeños de dos, tres o cuatro años tengan "accidentes" cuando están jugando afuera, viendo televisión, jugando en la computadora, haciendo dibujos o enfocándose tan intensamente en cualquier otra actividad, que dejan de notar sus necesidades físicas. Concentrarse internamente en otro aspecto del desarrollo —adquirir una nueva destreza o enfrentarse a un asunto emocional— puede tener el mismo efecto. Otro factor que debe tenerse en cuenta es que la memoria de los niños pequeños tiende a enfocarse en una situación específica mucho más de lo que los adultos creen. Es posible que su hijo use la bacinilla todos los días sin ningún percance en casa pero que "se olvide" de la secuencia necesaria de acciones en la casa de un amigo o en un restaurante, en un día en que su rutina ordinaria ha sido alterada, o incluso cuando está usando medias largas o hay alguna otra variación en su atuendo usual. A los niños pequeños también les cuesta trabajo pensar con anticipación en sus necesidades corporales y debe recordárseles usar la bacinilla antes de salir aunque no necesiten hacerlo con urgencia.

Por último, a pesar de los adelantos que su hijo haya tenido en su habilidad verbal durante el curso de los pasados dos o tres años, nuevas situaciones o experiencias podrían dejarlo corto de palabras. Tal vez no sepa cómo decirle que su piel está irritada causándole dolor cuando

CONSEJOS DE OTROS PADRES

La respuesta correcta

La mejor forma de responder al hecho de que un niño ya entrenado se lo haga en los pantalones es expresar cierta desilusión, ayudar al pequeño a ver lo que debería haber hecho y después limpiar el reguero y seguir adelante. He aquí algunos consejos de otros padres sobre cómo evitar que los accidentes de baño adquieran una dimensión desproporcionada.

No pretenda que todo está bien. Aunque el gritarle a un niño que se ha mojado en los pantalones tan sólo aumentará su ansiedad alrededor de este tema y hará que tenga más accidentes en el futuro, es importante para el niño saber que no es aceptable orinar o defecar donde a él le plazca. Un simple enunciado como "Oh, qué falla. Sé que querías usar la bacinilla. Es feo sentirse todo mojado" será suficiente. Después apresúrese a que se cambie y se seque y explíquele lo que debería haber hecho para que eso no pasara.

orina, o que está estreñido y siente dolor al "hacer caca". Incapaz de solucionar este problema, trata de ignorarlo hasta que se le presenta el incidente. Incapaz de expresar su confusión acerca de un proceso o regla relacionada con la bacinilla, tal vez tenga unos cuantos accidentes a propósito para propiciar una reacción de su parte y, con suerte, obtener la información que necesita.

Todos estos comportamientos son perfectamente normales y apropiados para la edad de su hijo. De hecho, como sugerimos anteriormente, por regla general deben transcurrir al menos seis meses a partir de que el niño comience a usar la bacinilla para considerarlo totalmente entrenado. Al elogiarlo por su progreso y al enseñarle a pensar con anticipación, concentrarse y planear mejor el uso de la bacinilla, al tiempo que sigue manteniendo los utensilios de limpieza a la mano, usted le permitirá seguir aprendiendo al ritmo irregular que es apropiado para su edad, a experimentar variaciones en su rutina original

◆   ◆   ◆   ◆

Sea concreto. No le diga al niño: "Debiste haberme avisado que tenías que ir al baño". En cambio, oprímale suavemente el bajo vientre y dígale: "Apenas sientas esa sensación rara aquí, significa que tienes que ir al baño. Cuéntale a una persona mayor para que te lleve al baño en ese momento". En lugar de limitarse a hablar con el niño sobre el miedo que siente cuando alguien baja la palanca del inodoro, esparza trocitos de papel dentro del mismo, pídale al pequeño que baje la palanca, tómelo de la mano y explíquele lo que está pasando a medida que el papel es arrastrado por el agua. En lugar de quejarse por tener que limpiar luego de que el niño se lo ha hecho en el piso, pídale que le pase el papel higiénico o toallas de papel y que le mire depositar las heces en la bacinilla, donde deben ir. Si su hijo va a pasar algún tiempo en un nuevo lugar tal como una guardería o jardín infantil, llévelo al baño y anímelo a usar el inodoro. Tales experiencias físicas le ayudarán mucho a medida que domina una nueva destreza.

y a desechar comportamientos que a las claras no funcionan. Al igual que usted, tendrá días buenos y días malos en términos de concentración, memoria y desempeño en todos los aspectos de su comportamiento. Al igual que usted, avanzará más fácil y rápidamente en respuesta al elogio y a la paciencia —junto con una instrucción firme y consistente— en lugar de la crítica dura y la ridiculización.

◆ **Resistencia activa**

Los accidentes se tornan en un asunto más serio cuando forman parte de una lucha de poder entre padre o madre e hijo. Esto ocurre más frecuentemente cuando existe un conflicto entre el enfoque paterno hacia el entrenamiento para usar el inodoro y el temperamento del niño, su etapa de desarrollo y su estilo de aprendizaje. Unos padres que constantemente preguntan a su hijo si necesita ir al baño, por ejemplo, pueden despertar la resistencia del pequeño si éste se encuentra en una fase de independencia. En un intento por controlar su propia rutina, el niño puede negarse a admitir que necesita usar la bacinilla hasta que es demasiado tarde y se lo hace en los pantalones. Otro niño que tiende a soñar despierto y se distrae con facilidad podría experimentar un aumento de los "accidentes" porque sus padres *no* le recuerdan ir al baño y el se olvida de hacerlo. Un niño tímido podría evitar usar la bacinilla que está colocada en la sala de estar por razones de conveniencia, aunque esta estrategia haya sido efectiva para sus extrovertidas hermanas mayores, mientras que un pequeño más sociable podría evitar el inodoro si sus padres rutinariamente cierran la puerta del baño. Los niños físicamente activos a menudo comienzan a resistirse a la rutina del entrenamiento para ir al baño si se les hace sentarse en la bacinilla por más de tres a cinco minutos a la vez.

Al comienzo, tales accidentes no son más problemáticos de lo que son los percances incidentales que se describen previamente en este mismo capítulo. Pero cuando los padres no cambian su enfoque para aliviar el problema del niño o reaccionan con demasiada vehemencia o muy negativamente a estos errores, el niño tenderá a resistirse aún más. Esta resistencia puede crear más frustración e incluso coraje de parte de los padres, cuyas respuestas cada vez más negativas conducen a una mayor resistencia y a una rebelión abierta en un ciclo cada vez más vicioso.

Es mejor resolver estos asuntos lo más pronto posible, preferiblemente antes de que se conviertan en batallas campales. Si los accidentes de su hijo han empezado a aumentar durante el proceso de entrenamiento, o si usted percibe por cualquier otro motivo que el niño se está resistiendo a sus esfuerzos de entrenamiento, su primera reacción debe ser bajar la guardia un poco y dejar que sea el pequeño quien siente la pauta por un par de días, rompiendo así el ciclo de resistencia. Emplee este tiempo para "hacer de detective", observando su conducta en el baño y tratando de determinar qué parte del proceso de entrenamiento no ha estado funcionando en el caso de su hijo. ¿Mantiene el pequeño la puerta abierta o cerrada cuando usa la bacinilla? ¿Le gusta hablar acerca del uso de la bacinilla o evade este tipo de conversaciones? ¿Se entretiene tanto en sus juegos o actividades que llega a tener accidentes? ¿Salta de la bacinilla justo *antes* de orinar y es incapaz de sentarse quieto el tiempo suficiente? Ahora que usted no le ha estado recordando frecuentemente que use la bacinilla, ¿los accidentes son más o menos frecuentes?

Una vez que usted tenga una idea clara sobre las causas más comunes de los accidentes de su hijo, considere si su propio comportamiento favorece o entorpece la situación. Si su hijo tiene la edad suficiente como para que sus destrezas verbales estén bien desarrolladas, podrá hablar de estos temas con él. Un niño que tiene una actitud privada acerca del uso de la bacinilla podría apreciar su ofrecimiento de respetar sus sentimientos, tal vez mediante el uso de una señal secreta previamente acordada para alertarlo de que es hora de usar la bacinilla en lugar de decirle en voz alta "Andrés, ¿necesitas ir al baño?". Un niño que se distrae fácilmente podría reaccionar con alivio a una rutina confiable en la bacinilla basada en sesiones fijas y fáciles de recordar como después del desayuno, después de la siesta y después del almuerzo. Un niño cuya memoria aún está muy ligada a situaciones específicas, podría beneficiarse de una charla en la que se plantean suposiciones, como por ejemplo: "¿Que pasaría si estás en la casa de un amigo y no sabes dónde está el baño?". En ocasiones todo lo que se necesita para disminuir la resistencia es aceptar las peculiaridades en la personalidad del niño (querer que el agua del grifo corra mientras está orinando, negarse a hacer caca si no está completamente desnudo) así como en el temperamento (disfrutar de largas sesiones en la bacinilla sin usarla, querer que alguien le hable mientras va al baño) en lugar de tratar de hacer que se adapte a una práctica reglamentaria o al enfoque que usted ha usado con sus hijos mayores. A medida que su hijo capte que usted acepta y está dispuesta a responder a sus necesidades particulares, se tornará mucho más receptivo a sus esfuerzos por entrenarlo para ir al baño.

Transiciones y trastornos   Los cambios en la rutina diaria de su hijo también pueden conducir a resistencia. Una nueva niñera, la presencia de huéspedes en casa, un cambio en el horario suyo que hace que le dedique menos tiempo al niño o, prácticamente cualquier otro tipo de transición o trastorno, puede crear ansiedad en el pequeño, lo que conlleva a una disminución en su voluntad o habilidad para seguir la rutina del baño. Es posible que se sienta muy cohibido como para admitir frente a una nueva niñera que necesita ir al baño y como consecuencia, tenga un accidente. La presencia de huéspedes que se

POR QUÉ SE RESISTEN LOS NIÑOS

A menudo los niños son incapaces de explicar lo que no les gusta de las técnicas que emplean sus padres y la única opción que tienen puede ser resistirse a los esfuerzos por entrenarlos para ir al baño. Al tratar de discernir las razones detrás de tal resistencia, puede ser provechoso repasar rápidamente las siguientes causas comunes:

* **Confusión** acerca del proceso para aprender a usar el inodoro o acerca de lo que se espera que haga
* **Curiosidad** sobre lo que pasaría si se resiste
* **Ansiedad o miedo** ante el proceso de eliminación o temor hacia la bacinilla o el inodoro
* **Cuestiones de independencia y control** que pueden hacer difícil para el niño satisfacer los deseos paternos en ese momento
* **Demasiada presión** para ejecutar lo que se le pide
* **Técnicas inapropiadas para aprender a usar el inodoro** que no se ajustan a su personalidad o estilo de aprendizaje
* **Dolor físico** causado por una infección o por estreñimiento

quedan a dormir en casa podría confundir o asustar al pequeño, haciendo que suspenda sus esfuerzos por aprender a usar el inodoro. Si usted se concentra en un nuevo trabajo u otra actividad, el pequeño podría sentirse solo o abandonado hasta cierto punto y resistirse al entrenamiento como un modo de captar su atención. Usted podría evitar parte de este tipo de resistencia preparando al niño en lo posible ante cualquier trastorno que se avecine. Entre más concretamente lo haga —presentándole a la nueva niñera con anticipación y hablando con ambos acerca de la rutina del pequeño en la bacinilla, mostrándole fotos de los huéspedes que llegarán y hablando de cómo usará el baño mientras ellos estén de visita, jugando con él a algo que le guste mucho y prometiéndole que seguirán haciéndolo regularmente incluso cuando su nuevo trabajo comience, y así sucesivamente— menos desorientado se sentirá el pequeño cuando el cambio real se presente. Si aún así reacciona resistiéndose al uso de la bacinilla, comprenda que ésta es una reacción normal, hable con él acerca de su zozobra, dé pasos activos para ayudarlo a ajustarse, pida a otros a su alrededor que sean considerados con la ansiedad que siente el pequeño y mantenga la paciencia a medida que el niño se relaja gradualmente como para reanudar sus esfuerzos por aprender a ir al baño. Aunque indudablemente es mejor que postergue el entrenamiento cuando sepa que se aproxima una transición, aún los cambios inesperados en general se pueden manejar fácilmente. Es probable que los accidentes aumenten en número por unos cuantos días o incluso unas cuantas semanas, pero la resistencia pronto se desvanecerá a medida que le ofrece al pequeño un mayor apoyo y éste se habitúa a la nueva situación.

Infecciones e irritaciones   Una causa de resistencia al aprendizaje para ir al baño que los padres pueden pasar por alto inicialmente es un problema físico o médico. Al notar la frecuencia con que el niño defeca y preguntarle de forma gentil si siente dolor al hacer pipí o caca, podría descubrir que una irritación de la piel en el área genital o anal, una infección de las vías urinarias o el hecho de que el niño esté estreñido es la causa de sus percances. De ser así, usted puede remediar la situación antes de que empeore. Comente sus observaciones con el pediatra del niño y consulte el Capítulo 6 para obtener más información sobre éstos y otros problemas médicos comunes.

CONSEJOS DE OTROS PADRES

Mantenga una actitud positiva

Usted no tendría un mejor desempeño laboral si su jefe le gritara cada vez que cometiera un error. Asimismo, su hijo cumplirá sus expectativas más fácilmente si percibe que usted cree en él y confía en que puede lograrlo.

Relájese. El aprender a usar el inodoro es un reto de su hijo, no suyo. Absténgase de preguntarle constantemente si necesita ir al baño. Déjelo que aprenda a reconocer las señales de su propio cuerpo y a responder a las mismas apropiadamente. En ocasiones, cierta falta de atención de su parte conducirá a un poco más de esfuerzo por parte del niño.

Recuerde, esto no es eterno. Si el hecho de que su hijo tenga accidentes de baño lo molesta mucho, fíjese una fecha en su mente de aquí a seis meses. Repítase que para entonces su hijo probablemente ya no tendrá accidentes diurnos (con alguna posible excepción de vez en cuando durante los años por venir). Al recordar lo corto que este período de aciertos y desaciertos es, usted puede mitigar su reacción ante los pequeños retrocesos.

Demasiado rápido Por último, es conveniente considerar la posibilidad de que, a pesar de las apariencias iniciales, su hijo no esté listo para completar el entrenamiento del baño y esté tratando de hacérselo notar del único modo en que es capaz. Si los esfuerzos suyos por adaptar su técnica a las necesidades del niño no conducen a ningún progreso en este sentido, y las inquietudes médicas y en el medio ambiente del niño han sido descartadas, piense en la posibilidad de hacer un alto en el entrenamiento por unas cuantas semanas y observar cómo responde el niño. Si el pequeño tiene varios accidentes al día y esto le molesta mucho a usted, considere volverle a dar la opción de usar pañales o pantaloncitos de entrenamiento hasta que esté listo para reanudar sus esfuerzos por aprender a ir al baño. De ser posible, no obstante, es mejor evitar este tipo de recurso, puesto que muy probablemente el volver a usar pañales sea asumido por el niño como un retroceso en su crecimiento y se sienta aún menos motivado a usar la bacinilla. En cambio, concéntrese en ayudarlo a volver a aprender conductas positivas de un modo más eficiente poniéndole ropas fáciles de quitar, colocando la bacinilla en un lugar conveniente y esmerándose por elogiarlo y recompensarlo. Si usted puede tolerar la falta de progreso por un tiempo, su hijo eventualmente "se pondrá al día" y retomará el entrenamiento como si nada hubiera pasado.

◆ DOS PASOS HACIA ATRÁS: REGRESIÓN

"Nuestra hija avanzó mucho en su entrenamiento para ir al baño durante las primeras dos semanas. Pero cuando comenzamos a llevarla a una nueva guardería, fue como si hubiera olvidado todo lo que había aprendido. Nunca le decía a los adultos a cargo que necesitaba ir al baño. Tenía uno o dos accidentes al día en la guardería e incluso en la casa durante los fines de semana. Cuando tratamos de abordar el tema con ella, se nos quedaba mirando como si no tuviera idea de lo que estábamos hablando, o se iba corriendo a jugar".

Como adultos, estamos acostumbrados a adquirir nuevas destrezas a un ritmo fijo y a retener lo que aprendemos. En cambio los niños pequeños, cuyo aprendizaje a menudo depende de su desarrollo en otras áreas, suelen avanzar en una serie de tandas repentinas entremezcladas con períodos de poco progreso aparente. En ocasiones, un niño podría incluso retroceder en su aprendizaje, esto es, perder destrezas que ha adquirido recientemente o hasta dar unos cuantos pasos atrás en su proceso de aprendizaje. La regresión durante el entrenamiento para usar el inodoro —la negativa repentina de un niño a usar la bacinilla, el "hacer charquitos" constantemente o tener otro tipo de "accidente", o su deseo a volver a usar pañales— puede ser desconcertante y muy molesto para los padres que creían que el entrenamiento estaba por concluir. Su primera reacción a tal conducta debe ser llevar al niño a que lo examine el pediatra para verificar que la causa no sea física. Como verá en el Capítulo 6, la regresión a veces es un indicio de una infección o de otro trastorno que requiere de tratamiento médico. Si se descarta cualquier causa médica, sin embargo, es probable que su hijo sencillamente esté reaccionando del único modo que sabe ante un reciente cambio en su entorno o ante otra fuente de estrés en su vida. Las causas comunes de regresión en los niños pequeños comprenden:

- Cambios en la rutina de su cuidado —por ejemplo, tener una nueva niñera o empezar a ir a una guardería o a un programa preescolar
- El embarazo de la madre o el nacimiento de un nuevo hermanito
- Una enfermedad significativa en el niño o en un miembro de la familia
- Una muerte reciente
- Conflictos maritales o el divorcio de los padres
- Una mudanza próxima o estar en una nueva casa

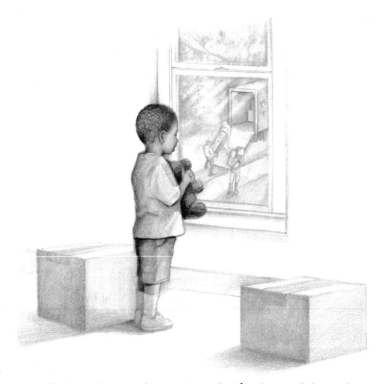

La mejor solución para los casos de regresión es identificar la causa de la recaída (tal como la mudanza a una nueva casa), ofrecerle al pequeño su empatía y apoyo y dar pasos prácticos para retomar mejores hábitos.

Tales eventos —incluso cuando se trata de eventos felices— pueden representar un reto real para los niños pequeños, quienes aún batallan por dominar sus propias rutinas personales. Así como usted decide romper su dieta o suspender su rutina de ejercicios durante un período difícil en el trabajo, su hijo podría necesitar suspender por un tiempo su aprendizaje para usar el inodoro con el fin de ajustarse a su nueva situación en el hogar. Lejos de indicar un problema emocional, la regresión en realidad puede ser un modo saludable de que el niño llene sus necesidades emocionales en un momento de su vida en que se siente abrumado.

En el Capítulo 6 encontrará más información sobre algunos de los aspectos emocionales que pueden conducir a la regresión. Por ahora, al responder a la conducta regresiva durante el proceso de entrenamiento, concéntrese en dar los siguientes pasos para ayudar al niño a retomar el ritmo.

• **Identifique el problema.** Aunque su pequeño hijo de dos, tres o cuatro años tenga una gran habilidad verbal, es casi imposible para la mayoría de niños de esa edad expresar las emociones intensas que a veces experimentan, a menudo por primera vez. Hágale saber al niño que usted ha notado un cambio en su comportamiento —que ha dejado de usar la bacinilla, ha tenido muchos percances en la guardería o jardín infantil o ha vuelto a hablar de usar pañales. Pregúntele por qué cree que esto pasa — ¿porque su bacinilla está en un nuevo baño en la casa a la que se han mudado, porque el inodoro de la guardería le asusta o porque su nuevo hermanito usa pañales y ha estado recibiendo mucha atención últimamente? Escuche su respuesta y ayúdele a tratar de comunicar los eventos reales que lo están mortificando así como sus sentimientos ante los mismos.

• **Sea solidario.** Dígale a su hijo que sabe lo difícil que debe hacer sido para él seguir con su rutina cuando están pasando tantas cosas. Hágale saber que muchos niños en tal situación han experimentado lo mismo. Si viene al caso y el nivel de comprensión del pequeño es apropiado, hasta podría contarle sobre cuando usted tuvo otro tipo de regresión —por ejemplo, la ocasión en que quiso pasarse todo un día en la cama cuando su mamá estaba hospitalizada. Hágale notar que es normal sentirse asustado o desorientado ante tal situación, pero que estos sentimientos pronto desaparecerán.

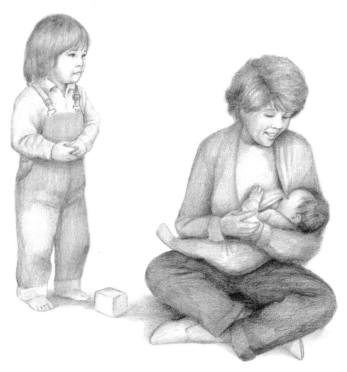

Aunque un niño puede retroceder ante situaciones tales como la llegada de un nuevo hermanito, la regresión suele terminar cuando el niño se vuelve a entrenar a sí mismo luego de unos cuantos días o semanas.

• **Haga lo necesario por solucionar el problema.** Si hay medidas prácticas que pueda tomar para aliviar la aflicción del niño, tómelas cuanto antes. Reserve un tiempo especial para estar a solas con el niño (sin el hermanito recién llegado), acompáñelo a la guardería o jardín infantil para hablar con el personal que lo cuida sobre el modo en que pueden ayudar al pequeño a mantener sus hábitos del baño, o rodee la bacinilla en la nueva casa con objetos familiares del antiguo hogar. Pídale a su hijo que también aporte ideas sobre cómo mejorar la situación. Al ayudarse a sí mismo a solucionar el problema, lo comprometerá a tener un papel más activo para corregirlo.

• **Presente expectativas claras.** Explique al niño de manera calmada pero clara que usted espera que él continúe esforzándose en lo posible por aprender a ir al baño, incluso en estos momentos. Hágale saber que usted confía plenamente en que podrá superar los obstáculos. Respáldelo mediante refuerzos positivos, incluyendo abrazos y elogios, calcomanías pegadas a una tabla y una charla ocasional para darle ánimos a medida que procura retomar sus esfuerzos, pero deje que la lucha siga

DE LOS EXPERTOS

ANTICIPE, PERO NO ASUMA

"En mi experiencia como psicólogo infantil, ocasionalmente he visto que los padres se preocupan demasiado acerca de cómo un cambio grande en su vida afectará a su hijo. Una madre a quien observé de hecho suspendió a mitad de camino el entrenamiento de su hijo para usar el inodoro cuando se enteró de que la familia se mudaría en un par de meses. Si bien es cierto que el niño hubiera podido retroceder un poco justo antes o después de la mudanza, existía la posibilidad de que no lo hubiera hecho. Mientras tanto, la madre interrumpió lo que había sido un buen progreso en un momento en que su hijo estaba listo para aprender esta nueva destreza.

"Aconsejo a los padres que continúen el entrenamiento para ir al baño hasta tanto vean que el niño realmente está demasiado estresado como para continuarlo. Si retrocede, pueden respaldarlo durante la transición. Pero al continuar el proceso de aprendizaje al tiempo que hablan con el niño sobre el cambio que está por darse y ayudarlo a ajustarse a la nueva rutina o al nuevo ambiente, a menudo no sólo pueden completar el entrenamiento sin interrupción sino que pueden ayudar al niño a aprender lo flexible y capaz que es".

DRA. MAUREEN O'BRIEN, PSICÓLOGA

siendo más de parte del pequeño que de usted. Si los accidentes continúan, pregúntele si se sentiría mejor usando pantaloncitos de entrenamiento por un tiempo, pero no lo obligue a usarlos si esto lo hace sentirse como un bebé. Si la regresión del niño se extiende por un mes o más, es posible que usted tenga que hacerse la pregunta de si el pequeño estaba de hecho listo para el aprendizaje total durante el día. No hay nada de malo en comentarle que guardará la bacinilla por un tiempo si esto a las claras representa un gran alivio para el niño. Sin embargo, esto es una excepción a la regla general, que indica que el avanzar, aunque sea gradualmente, es usualmente lo mejor. Aunque la regresión resulte muy molesta, por lo común no perdura demasiado. En muchos casos, el niño retoma el ritmo de entrenamiento donde lo había dejado luego de unos cuantos días o semanas.

◆ **DISTINTAS DESTREZAS, DISTINTOS HORARIOS**

Uno de los aspectos más difíciles para muchos padres que están enseñando a un niño a usar el inodoro es el ritmo disparejo en que se presentan los distintos pasos del entrenamiento. Es posible que su hijo aprenda a orinar en la bacinilla con bastante facilidad pero que tarde varios meses más en empezar a defecar en la misma. El entrenamiento diurno pudo haberse dado en un soplo para su hijo de dos años, pero sigue mojando la cama frecuentemente hasta los cinco años de edad. Puesto que el orden y la velocidad en la que se domina cada una de estas destrezas pueden diferir de un niño a otro, es imposible hacer comparaciones para determinar si el progreso de su hijo es "normal". En la mayoría de los casos, la mejor reacción a una adopción desigual de destrezas es conservar la paciencia y seguir respaldando al niño, otorgándole el tiempo que necesita para dar el siguiente paso hacia el éxito completo.

Sin embargo, las demoras en el control intestinal pueden ser particularmente molestas para muchos padres —especialmente cuando el niño exhibe una conducta tan enigmática como depositar secretamente sus heces en un armario o en otro escondite, embadurnar las paredes u otra superficie con excrementos o estallar en llanto cuando sus heces son arrastradas al bajar la palanca del inodoro. Como adultos, nuestras propias asociaciones acerca de los excrementos son tan negativas, que nos es difícil recordar que los niños muy pequeños tienen poca conciencia de la presencia de gérmenes, de la suciedad que se genera, del estigma cultural asociado a las heces y de otros aspectos similares. Por el contrario, los niños de uno a cuatro años a menudo se sienten muy orgullosos del producto que su cuerpo ha generado —esperando elogio y admiración, y no desagrado— y se pueden negar o incluso mostrarse ansiosos ante la perspectiva de dejar que se vayan estos productos. Esta negativa puede tornarse aún más fuerte durante períodos cuando el control de su cuerpo o la privacidad se convierte en un tema de alta prioridad en sus vidas, o cuando están experimentando un temor hacia la bacinilla o hacia otro aspecto del entrenamiento intestinal que son incapaces de articular.

En la mayoría de los casos, el esconder las heces o jugar con las mismas, o el resistirse a aprender a defecar en la bacinilla, es una parte normal de la primera infancia que pronto remitirá si usted no reacciona con demasiada vehemencia. En cambio, pregúntele calmadamente al niño por qué se está portando de ese modo, recuérdele firmemente las reglas sobre el lugar al que van a parar las heces y trate de buscar una solución a este problema, preferiblemente con la ayuda del niño. Tal vez note que su hijo está más dispuesto a depositar sus excrementos en la bacinilla si después se le permite transferirlos al inodoro y bajar la palanca por sí mismo. Es posible que usted considere necesario estar presente siempre que su hijo use la bacinilla hasta que el interés del pequeño por jugar con los excrementos haya pasado. En muchos casos, cuando la salud del niño u otras consideraciones importantes no están en juego, tal vez lo mejor sea sencillamente esperar a que el niño madure. De este modo, usted se encontrará con que lo que al comienzo parecía un enorme abismo entre el entrenamiento de la vejiga y del intestino, terminó por tomar tan sólo de tres a cuatro semanas.

Aunque en la mayoría de los casos el control del intestino en la noche ocurre bastante pronto y de modo natural, el control de la vejiga por lo común ocurre mucho después —a menudo meses o incluso años después de que se ha completado el entrenamiento diurno— y requiere de un esfuerzo consciente. Un 40 por ciento de niños en los Estados Unidos siguen mojando la cama mientras duermen después de que han terminado su aprendizaje diurno. El mojar la cama sigue siendo muy común hasta los cinco años de edad y por lo general no necesita de intervención médica sino hasta los ocho o diez años de edad. Muchos niños menores de seis años no son fisiológicamente capaces de permanecer secos durante la noche, puesto que su vejiga no ha madurado lo suficiente y su cuerpo no los despierta consistentemente del sueño cuando es el momento de orinar. Prácticamente todo niño moja la cama de noche por lo menos unas cuantas veces antes de que el proceso de entrenamiento para ir al baño se haya completado.

En el Capítulo 8 encontrará una gran cantidad de información sobre cómo asumir los "accidentes" nocturnos y cómo ponerle fin al hecho de que el niño moje la cama. Mientras tanto, puesto que los conflictos sobre estos percances nocturnos fácilmente pueden hacer que el niño se resista durante el día, es mejor postergar el entrenamiento nocturno durante el segundo año del niño e incluso hasta la etapa preescolar. Si su hijo es capaz de despertarse consistentemente para usar el baño incluso a los dos o tres años de edad, considérese afortunada y permítale que lo haga. Si se presentan accidentes frecuentes, trate de acostar al niño con pantaloncitos de entrenamiento o incluso un pañal por el tiempo que el pequeño se sienta a gusto y responda con calma a los percances que ocurran.

◆ UN TRABAJO EN EQUIPO TEMPRANO

Los retrocesos en el aprendizaje del niño para usar el inodoro no son agradables ni para los padres ni para el pequeño. Es difícil enfrentarse incluso a los pequeños fracasos de un niño en quien hemos puesto tantas expectativas y, para algunas personas, el uso del baño puede ser un tema particularmente espinoso. Sin embargo, el saber y el conquistar las razones que hay detrás de un retroceso puede llegar a ser una de las experiencias más positivas que usted tendrá con su pequeño hijo. No hay nada como saber que los dos han enfrentado retos y han triunfado en el pasado para poder enfrentar los nuevos retos del futuro.

LA HISTORIA DE UNA MADRE

"¡ES MI CUERPO!"

"Mi hijo Alejandro aprendió con facilidad a orinar en el baño, pero se negaba a evacuar en su bacinilla o inodoro. Muchas veces ensuciaba sus calzoncillos. Entonces, por un tiempo, no hubo rastros de materias fecales. Finalmente descubrí que había escogido un lugar detrás de unos arbustos en el patio trasero para depositar sus excrementos. Los tenía apilados sobre unas hojas. Pero cuando le indagué al respecto, todo lo que me dijo fue que eso era suyo y que quería conservarlo.

"Decidí no hacer nada al respecto excepto taparlos con tierra y hojas. Al parecer Alejandro no quería dejar ir sus excrementos cuando estaba sentado en la bacinilla. Creo que los consideraba parte de su cuerpo y creo que no le gustaba sentir que caían sobre un recipiente. Así que lo que hice fue rellenar la bacinilla con un pañal y dejé que defecara sobre el pañal. Entonces, gradualmente, fui cortando el pañal hasta que sólo quedaba un pequeño cuadrado de tela. Finalmente, un día, poco después del almuerzo cuando me había cerciorado de darle jugo de frutas y alimentos con fibra, lo convencí de sentarse en la bacinilla sin ponerle la tela. Al poco rato hizo caca en la bacinilla y no le disgustó tanto. Le permití que vaciara la bacinilla en el inodoro y que bajara la palanca por sí mismo. Después de eso, empezó a usar la bacinilla como si nunca hubiera tenido el menor problema.

HELENA, MAMÁ DE ALEJANDRO

Conforme usted apoya a su hijo a través de los altibajos de este aspecto del auto-dominio, haga un esfuerzo por ver esta experiencia a la luz de metas más amplias. Concéntrese en ayudar al pequeño a notar que con esfuerzo puede triunfar. Recuerde que los niños desean más que nada aprender y crecer. Ayude al suyo a poder lograr y gozar del alarde universal de la infancia: "¡ya soy un niño grande!".

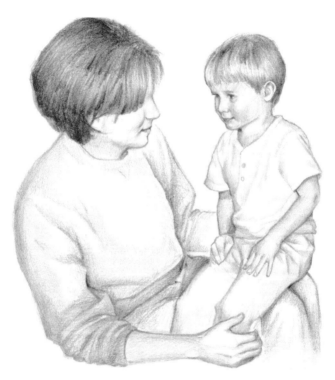

El hablar con su hijo acerca de la ansiedad y de los retrocesos puede ser una experiencia positiva a medida que los dos desarrollan modos de enfrentar juntos diversos retos.

Preguntas y Respuestas

SUPERANDO LOS RETROCESOS

P: *Me disgusté con mi hijo de tres años por tener tantos accidentes y ahora él aguanta sus heces por cuatro o cinco días corridos. ¿Qué debo hacer?*

R: Primero, hable con el niño para cerciorarse de que no está aguantando las deposiciones por miedo o ansiedad hacia el uso del inodoro. (A medida que crecen y su imaginación se desarrolla, algunos niños comienzan a manifestar miedo ante el hecho de evacuar en un recipiente, sentarse en un inodoro de adultos, bajar la palanca del inodoro o quedarse solos en el baño.) Si un temor específico parece ser la causa del comportamiento, demuéstrele claramente de diversas formas —a través de conversación, "experimentos" físicos y juegos imaginarios— que su miedo no tiene fundamento. Si parece ansioso de tener que renunciar al control físico como para dejar ir sus excrementos, sugiérale que se ponga pantaloncitos de entrenamiento hasta que se acostumbre más a la idea. Si acepta usarlos, usted puede seguir reforzando la conexión excrementos-bacinilla haciendo que lo vea trasladar sus excrementos de los pantaloncitos a la bacinilla después de cada deposición. Si, por el contrario, el hecho de aguantar las deposiciones parece ser el resultado de una lucha de poder sobre el uso de la bacinilla, es hora de que transfiera la responsabilidad del control del intestino al pequeño. Abténgase de preguntarle si necesita hacer caca y no haga ningún comentario cuando no haya tenido una deposición en varios días. Muy pronto, a medida que su conducta de aguantar las deposiciones deja de ser un conflicto entre ustedes dos, se irá relajando. Mientras tanto, cerciórese de darle suficientes frutas, otras fuentes de fibra y líquidos en su dieta para que sus heces sean blandas y consulte al pediatra si sus hábitos de evacuación no se normalizan.

P: *Mi hijo es muy regular con sus hábitos de evacuación, pero tengo un problema con él: Insiste en defecar de pie. Por fin lo convencí de pararse encima de su bacinilla en lugar de la tina del baño, como solía hacerlo, pero aún sigue negándose a sentarse. ¿Qué puedo hacer al respecto?*

R: El defecar de pie es un hábito común en aquellos niños que estaban acostumbrados a tener una deposición de ese modo cuando usaban pañales. El tratar de defecar estando sentado probablemente le parece poco natural e incómodo a su hijo. Usted ya empezó a solucionar el problema al convencerlo de salir de la tina del baño, donde podía pararse y sentirse más cómodo, a la bacinilla, el lugar apropiado para los excrementos. El siguiente paso es sugerirle que se siente para orinar y seguir sentado hasta un instante antes de que sienta que va defecar, recompensándolo por su esfuerzo. Siga animándolo de este modo —particularmente unos 15 minutos después de las comidas y antes de acostarse en la noche, cuando la urgencia de tener una deposición es más grande— hasta que accidentalmente evacúe en la bacinilla mientras está sentado. Recompénselo bastante por este logro. Muy pronto, su sistema de recompensas y su apoyo lo llevarán a la conducta correcta.

P: *¿Qué puedo hacer cuando mi hija se niega a usar el baño antes de salir de la casa?*

R: Su hija está expresando un deseo de control sobre el uso del baño, sin importar lo que pase. La mejor reacción de su parte es permitirle que experimente las consecuencias de sus acciones. Si ya usa la bacinilla o el inodoro con regularidad, no le gustará para nada tener un percance mientras está en la calle. Al empacar suministros de limpieza y una muda de ropa (y cubrir la sillita del carro con plástico de ser necesario), usted hará que aprenda a través de la experiencia con el mínimo dolor posible para ambos y al mismo tiempo evitando los prolongados problemas que se originan a raíz de una lucha de poder.

CAPÍTULO 5

El entrenamiento en niños mayores

◆   ◆   ◆   ◆

—Mi esposo, a manera de broma, dice que mi estilo de crianza es "el método perezoso de educar a un niño"— escribe una madre—. Me gusta esperar a que mi hijo cambie de una etapa a otra de desarrollo y luego seguir las pautas que él mismo dicte. Cuando tenía cuatro años él aprendió a usar el inodoro por su propia iniciativa, no porque yo decidiera que era el momento de hacerlo.

En los años recientes, esta actitud más relajada en el aprendizaje para usar el inodoro ha ganado terreno en los Estados Unidos, a pesar de que muchos padres siguen comentando que otras personas reaccionan con sorpresa cuando se enteran que su hijo en edad preescolar aún usa pañales. Es probable que su hijo mayorcito —de tres años y medio en adelante— todavía no haya aprendido a usar el inodoro por diversas razones. Tal vez usted haya decidido demorar el aprendizaje hasta que el niño manifieste interés. Tal vez haya intentado el aprendizaje en una etapa más temprana y luego haberse rendido ante la resistencia del niño. Quizás su hijo ya estaba totalmente entrenado pero retrocedió con la llegada de un nuevo hermanito o ante la ocurrencia de algún otro cambio importante, haciendo que no recuperara nunca su rutina del baño. O es posible que su hijo en edad preescolar o más pequeño haya experimentado retos físicos o de desarrollo que estén interfiriendo con el control de la vejiga y de los intestinos.

Si su hijo recientemente ha tratado de dominar el proceso de aprendizaje para el uso del inodoro y ha fallado o nunca ha respondido a sus intentos por empezar, es conveniente concertar una cita con el pediatra para una evaluación antes de iniciar el entrenamiento en este momento. Un examen podrá identificar obstáculos al entrenamiento que son comunes y tratables, tales como una infección urinaria o problemas intestinales. Su pediatra también podrá explicarle cómo compensar las discapacidades físicas o mentales o los retos de desarrollo. (Vea los Capítulos 6 y 7 donde se tratan estos temas). Ya sea que se confirme o se descarte un problema físico o de otra naturaleza, una visita al pediatra le dará una mejor noción de cómo actuar con su hijo y los ayudará a ambos a proceder con mayor confianza.

LA HISTORIA DE UNA MADRE

MI NIÑA INDEPENDIENTE

"Mi nena, Francesca, siempre ha sido muy voluntariosa. Traté de enseñarle a usar la bacinilla muchas veces cuando tenía dos años, pero ella se negaba a que le quitara los pañales. Cuando tenía tres años de edad, muchos de sus amiguitos ya usaban la bacinilla, pero esto a ella poco parecía importarle. Empecé a preocuparme realmente cuando a la edad de cuatro años no mostraba ningún interés. Entonces mi hermana María vino a visitarme por un par de semanas. Francesca deliraba por ella y la seguía a todas partes. María decidió aprovechar la situación, hablándole a la nena acerca del uso de la bacinilla y permitiéndole que la acompañara al baño. En el transcurso de unos días, Francesca decidió que debía usar el inodoro "igual que la tía María". Ni siquiera usó la bacinilla, sino que fue directo a treparse al inodoro. Al final de la visita de María, Francesca se había entrenado prácticamente sola. Supongo que para una niña como ella, lo mejor es tener paciencia y dejar que progrese a su manera".

ELEONORA, MAMÁ DE FRANCESCA

El aprendizaje para el uso del inodoro en un niño mayor y sano puede ofrecer ciertas ventajas sobre el aprendizaje en un niño más pequeño. La habilidad mejorada de un preescolar para visualizar una meta y lograrla, una mejor capacidad para comunicar cualquier confusión, ansiedad o resentimiento que experimente, así como una mayor percepción del comportamiento de otros niños, son aspectos que se unen para promover una transición más rápida y sin contratiempos. Sin embargo estos mismos desarrollos también pueden presentar nuevos retos. La habilidad de un niño para actuar por sí mismo lo estimula a resistirse a las directivas de los padres. Una mayor destreza verbal en un preescolar le permite argumentar y negociar. Su conciencia acerca del comportamiento de los demás niños puede ser contraproducente si se siente avergonzado de seguir usando pañales. La simple fuerza del hábito tan prolongado también puede hacer más difícil el lograr la transición de dejar a un lado los pañales.

En la mayoría de los casos, los padres encuentran que el aprendizaje para usar el inodoro en un niño mayor no es ni más fácil ni más complicado que el entrenar a un niño más pequeño: es tan sólo diferente. En este capítulo, exploraremos los retos y oportunidades únicos que usted experimentará con su niño preescolar o mayorcito, y trataremos las vías para lograr este hito en su desarrollo de la manera más apropiada.

◆ "ES TU CUERPO": PROMOVIENDO EL MANEJO PERSONAL

Los niños pequeños generalmente están ávidos de aprender y crecer, y se conducirán de manera natural hacia nuevas etapas de desarrollo con la ayuda de los adultos que los rodean. El mejor modo para unos padres de ayudar a su hijo de tres a cinco años de edad es ofrecerle pautas de memoria necesarias para aprender una nueva habilidad, a la vez que se le permite esa urgencia tan marcada de "hacerlo solito". Por ejemplo, es posible que su hijo de cuatro años se resista a ser colocado físicamente en la bacinilla —una técnica que funciona muy bien para muchos niños menores— pero que sí responda bien a un recuerdo verbal ("Ahora que acabamos de comer, ¿qué sigue?"), lo que le ofrece la oportunidad de responder exitosamente ("¡Sentarse en la bacinilla!") y dirigirse por sí mismo al baño. Al ayudar a su niño a imaginar qué es lo que quiere, planificar cómo hacer que logre su meta, y hacerlo de una manera exitosa, usted le permitirá aprender por sí mismo a usar el inodoro. En el proceso, aprenderá que puede lograr las metas que se propone, y, en concordancia, su autoestima crecerá.

Por supuesto, muchos niños —incluso de tres o cuatro años de edad— están contentos de seguir usando pañales mucho tiempo después de que sus padres deciden que ya es hora de que vayan al baño. Si usted ha esperado hasta ahora para iniciar el aprendizaje del inodoro con la esperanza de que su niño inicie el proceso por sí mismo pero no observa ningún interés de su parte, no hay nada de malo en darle un empujoncito de manera positiva. Podrá empezar ayudándolo a identificar la situación ("Mira: Camila y Anita ya usan la bacinilla") y formular la meta ("¿Tú también quieres aprender a usarla?"). Si esto no lo motiva, menciónele ocasionalmente que alguien a quien admira mucho usa un inodoro en lugar de un pañal, muéstrele en las tiendas ropa interior para niños mayorcitos y pregúntele si quiere tener de esas prendas, o quítele el pañal mientras juega, coloque una bacinilla cerca y déjelo inventar un juego en el que la use. Estos intentos no surtirán efecto a la primera, segunda o tercera vez que los ponga en práctica, pero eventualmente el niño captará la idea de lo que se pretende. (Nunca intente burlarse de él o criticarlo por *no* responder a sus sugerencias. Tales acercamientos negativos no sólo serán contraproducentes en términos prácticos sino que además lastimarán su autoestima.) Tenga en cuenta que un niño reacio tal vez sólo esté esperando a que usted tome la actitud de dirigirlo en el siguiente paso para llevar adelante un plan.

◆ OFRECIENDO SUGERENCIAS

—Recuerdo la primera vez que usé una bacinilla —le decía un padre (no precisamente con entera verdad) a su atenta hijita—. Al principio no sabía qué hacer. Pero mi mamá me ayudaba a recordar cuándo debía ir y me mostraba dónde estaba la bacinilla. Me dejaba poner un poco de papel higiénico dentro para que yo lo pudiera mojar con pipí. Era divertido. ¿Quieres ensayarlo?—. Los niños en edad preescolar gozan mucho escuchando estas anécdotas acerca de sus propios padres. Hablarle a su hijo de un modo personal acerca del uso del baño es una buena forma de ayudarlo tanto cognoscitiva como emocionalmente. Al asegurarle que usted también estuvo en esa situación, y al repasar los pasos que usted tomó para aprender a usar la bacinilla, le demostrará al niño que él también será capaz de lograr sus metas. Ya sea que le cuente a su hijo una historia similar o tan sólo le sugiera un plan de acción directo para iniciar el aprendizaje del inodoro ("¿Qué tal si hoy te pones ese calzoncito precioso de princesita? No te preocupes si se moja. Estaremos pendientes de cuando tengas que orinar y yo te voy a ayudar a llegar al baño justo a tiempo"), su niño aceptará la ayuda que usted le brinda al proporcionarle los pasos que debe seguir.

Una vez que haya creado un plan de acción con su hijo, es importante seguirlo consistentemente. Quizás le haya comentado, por ejemplo, que usted por lo regular necesita ir al baño después de las comidas y antes de irse a dormir, y ambos han accedido a que el niño intentará lo mismo. Si es así, prepárese para recordarle que se siente en la bacinilla en los momentos acordados y acompáñelo si lo nota dudoso de ir. Tal vez tenga que ejercer un poquito de presión para que el niño se adapte a un plan que inicialmente aceptó. Al negarse a darle un caramelo hasta que complete la tarea le demostrará que debe cumplir con su responsabilidad, tal como cepillarse los dientes y bañarse.

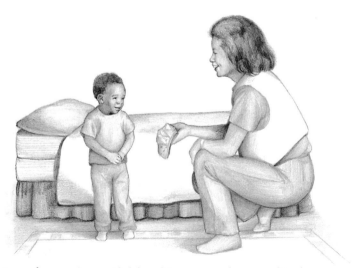

Muestre confianza en la capacidad de su hijo para aprender a usar el inodoro ofreciéndole ropa interior "de niño grande".

Puesto que su meta es ayudar al niño a pasar de actuar cuando usted le recuerde que use la bacinilla a reconocer la necesidad por sí mismo y dirigirse al baño, es lógico que respalde sus esfuerzos aún más ofreciéndole consejos útiles durante el camino. Tal como lo haría con un niño pequeño, enséñele a estar pendiente de las señales que su cuerpo le da y que las use como indicativo para actuar: "Juanita, te estás moviendo mucho. ¿Acaso te molesta la barriguita? Eso quiere decir que tienes que hacer pipí". Recuérdele qué es lo que debe hacer para lograr su cometido. "Sé que es difícil dejar de jugar porque te estás divirtiendo mucho, pero cuando necesitas ir al baño, es importante que vayas rápido. Ven, yo te voy a ayudar". Ayúdelo a saber qué hacer en un ambiente que no le sea familiar: "Si necesitas ir al baño en casa de Santiago, dile a su mamá y ella te dirá dónde está". Hágale notar lo bien

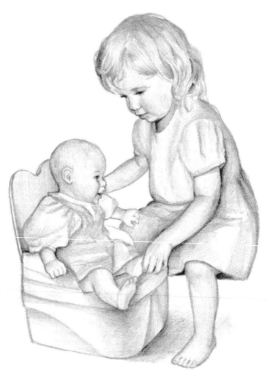

El enseñarle a una muñeca a "hacerlo en la bacinilla" puede ayudar a los niños imaginativos en el aprendizaje para usar el inodoro.

que se siente después de haber usado la bacinilla y lo bueno que es no haber mojar los pantalones. Tal como un entrenador alienta a un jugador a tener un buen desempeño, su meta no es controlar el proceso de aprendizaje del niño con constantes directivas, sino hacerle "notar" las cosas mediante sugerencias cuando sean necesarias, así como alabarlo.

Una de las fuerzas motivadoras más fuertes para que un niño en edad preescolar domine una nueva habilidad es el halago de sus padres. Cuando su niño logre con éxito cualquiera de los pasos involucrados en el aprendizaje para usar el inodoro —ya sea imaginando una meta ("¡Quiero usar ropa interior igualita a la de mi papi!"), creando un plan ("Si tengo que ir, te llamo") o de hecho logrando su meta ("¡Mira papi, lo hice!") — cerciórese de reforzar sus sentimientos de satisfacción con un abrazo y un beso. Reafirme su logro ("¡Muy bien Rafa, hiciste tu caquita en la bacinilla!") y hágale saber que se debe sentir bien por ello ("Debes estar muy orgulloso."). Finalmente, exprese su propia satisfacción claramente al hacer público su éxito a otros miembros de la familia ("¿Saben qué hizo Rafa hoy? Hizo su caquita en la bacinilla, igualito que Sebastián".) e incluso ofrézcale una pequeña recompensa como por ejemplo un caramelo o una estrella dorada en su "tabla de la bacinilla." Cuando ocurran accidentes, déjelo aceptar la responsabilidad del hecho y pídale que le ayude a limpiar (si se resiste, insista calmadamente hasta que lo acepte). Tales consecuencias naturales de sus propias acciones lo motivarán a tratar con más ahínco y, a largo plazo, son mucho más efectivas que las críticas o el enojo.

◆ EL PODER DE LA IMITACIÓN: BENEFICIOS DE LA PRESIÓN DE LOS COMPAÑEROS

Franco, un niño de cuatro años de edad, le cuenta a sus padres a la hora de la cena: —Hoy fui al baño con Enrique.

—Qué bien Franco— le dice su padre, con una mirada cómplice dirigida a su esposa—. ¿Y usaste solito la bacinilla?

— ¡Oriné en el inodoro! —contesta Franco orgulloso, tomando otra tajada de pan—. ¡Enrique también orinó! Hicimos una X con el pipí.

Los papás de Franco intercambian una sonrisa, mientras el pequeño ríe gozoso de su hazaña. Saben que la alegría de Franco por haber compartido sus habilidades para ir al baño con un amigo es un gran motivador en su aprendizaje. La creciente conciencia social de los niños en edad preescolar —su fascinación por observar y categorizar todos los aspectos del comportamiento de sus compañeros, desde lo que comen de almuerzo hasta si usan pañales o ropa interior— alimenta el gran deseo de ser como sus amigos. Aunque este aspecto del desarrollo de un

LA PERSONALIDAD AYUDA: ADAPTÁNDOSE AL ESTILO DE APRENDIZAJE PARA HACER MÁS EFICIENTE EL ENTRENAMIENTO

En el capítulo 4, hablamos de cómo se puede facilitar el entrenamiento para usar el inodoro cuando el enfoque de los padres se adapta al temperamento natural del niño, ya sea que se trate de un niño físicamente activo o altamente verbal, un niño tímido o muy extrovertido. A medida que la personalidad de su hijo preescolar se desarrolla con pausada claridad, sería conveniente que adaptara sus técnicas para acondicionarlas a los gustos emergentes del niño. Si usted ha descubierto, por ejemplo, que su hijo responde mejor a una rutina predecible, es lógico establecer "sesiones fijas de bacinilla" en la vida cotidiana del niño, y no preocuparse tanto de recordarle verbalmente su progreso. Si la niña dedica mucho tiempo a juegos imaginarios, probablemente progresará más rápido si le ayuda a que le "enseñe" a su muñeca a usar la bacinilla en lugar de darle instrucciones directas y esperar que las siga.

Por lo tanto, al tomarse el tiempo para pensar de qué modo aprende mejor su hijo, podrá facilitar el proceso de entrenamiento —un beneficio para los padres a quienes les inquieta saber que deben cumplir los plazos exigidos por el jardín preescolar en cuanto al uso del inodoro. Al adaptar su programa a lo que usted sabe resulta más efectivo para su hijo, y al descartar técnicas que han tenido poco efecto en su caso, podrá limitar la parte crítica del entrenamiento a una o dos semanas, y a la vez, encontrar menor resistencia en el proceso.

niño puede ser contraproducente en su progreso para aprender a ir al baño a los dos años y medio o tres de edad, cuando tal vez decida que quiere volver a usar pañales porque muchos niños de la guardería los usan, se torna en una fuerza mucho más positiva a medida que el uso del inodoro se hace más común dentro de sus compañeritos de aula.

Usted puede aprovechar esta tendencia natural del niño a amoldarse a los demás señalando —sin un tono que lo avergüence ni lo juzgue— cuáles de los compañeritos de su hijo han aprendido a usar la bacinilla. Tenga en cuenta que los niños en edad preescolar son más susceptibles a

LA HISTORIA DE UNA MADRE

"¡TODOS HICIMOS CAQUITA!"

"A mi hija Beatriz le encantó su primer año de preescolar, pero al principio yo me preguntaba si todo lo que iba a aprender allí era a usar el baño. Todos los días, cuando iba a recogerla, le preguntaba qué había hecho, y sus respuestas invariablemente eran acerca de las idas en grupo al baño. Obviamente estaba fascinada con toda la situación de ponerse en fila, ir a las casetas de baño uno por uno, escuchar el ruido tras bajar la palanca del inodoro, ver salir a un niño contento luego de haber usado el baño y otras cosas por el estilo. Una noche les contó a su papá y a su hermano que ella y otros niños 'habían hecho caquita hoy'. Luego de pasar todo esto —y realmente pasó, por un mes o más— comprendí que su actitud respondía al proceso natural de captar la idea de que otros usan el inodoro tal como ella lo hace. Aunque parezca gracioso, esto la hizo sentirse un miembro más del grupo".

JULIA, MAMÁ DE BEATRIZ

imitar a quienes más admiran o a quienes más les gustan. En este momento se debe tener una mentalidad abierta acerca de los muchos aspectos del uso del inodoro que cautivan a los niños menores. Aunque nos cueste entender muy bien el entusiasmo de compartir una caseta de baño con un amiguito, las evacuaciones en grupo han ayudado a muchos niños en edad preescolar a aprender a usar el inodoro y disfrutar del momento.

A su hijo preescolar sin duda le entusiasma el hecho de saber de qué modos se asemeja o se diferencia a los niños que conoce, pero éste es un momento en el que también se manifiesta la urgencia de adaptarse a la conducta de un adulto del mismo sexo. Fascinados como suelen estar por el concepto del género, los niños de tres y cuatro años de edad aún tienen un entendimiento limitado de lo que constituye "masculinidad" y "feminidad". Se confunden fácilmente —asumiendo que un muchacho adolescente con una cola de caballo es una niña o que una niña con cabello corto y un gorro de béisbol es un niño. El uso el baño es una manera obvia de discernir las diferencias entre los sexos y hacer más sólido el concepto de su propio género. Como resultado, un varoncito en edad preescolar podrá sentirse muy orgulloso de orinar de pie "tal como lo hace mi Papi", mientras que a una niña de esta edad le gustará sentarse en la bacinilla mientras Mami se maquilla a su lado. Nuevamente, es conveniente aprovechar esta tendencia natural del niño a categorizar. El hecho de querer usar el baño "como un niño" o "como una niña" es una señal de que su hijo está explorando todos los aspectos de lo que significa ser el mismo o ella misma.

◆ "VAMOS A HABLAR DEL ASUNTO": SUPERANDO OBSTÁCULOS

Enseñar a un niño mayorcito a usar el inodoro no se trata tan sólo de tener una conversación productiva, un autodominio decidido y un deseo entusiasta de ajustarse a la conducta de un muchachito más grande. El progreso de los niños en edad preescolar puede retardarse y la frustración de sus padres puede incrementarse, con comportamientos típicos como mostrarse contrarios (frecuentemente resistiéndose a las directivas y haciendo lo opuesto a lo que se le indica) así como un incremento en la negociación —junto con los nuevos temores y ansiedades que generalmente acompañan esta etapa de su desarrollo.

El llevar la contraria surge de la misma urgencia del niño por la independencia, como lo hacía cuando tenía dos o tres años con los frecuentes "¡No!". A medida que su hijo se desarrolla y sus pensamientos se hacen más sofisticados, de manera natural deseará controlar más su entorno y podrá ser capaz de dirigir una gran porción de su vida. Así como puso en práctica comportamientos desafiantes uno o dos años atrás, su hijo preescolar querrá ahora saber qué ocurre si "olvida" usar el inodoro cuando usted le recuerda que lo haga o si decide volver a usar pañales luego de que han acordado dejar los mismos. Tal resistencia es perfectamente normal, pero puede con facilidad derrumbar el proceso del aprendizaje para el uso del inodoro. La mejor manera de desalentar esta conducta es retirarse del conflicto —haciendo que el entrenamiento sea más un trabajo del niño que suyo mismo. Para lograrlo, procure disminuir la presión un poco, hablando menos de cómo se están sucediendo las cosas, dejándolo que decida cuándo quiere usar ropa interior y permitiendo que añada por su cuenta calcomanías a su tabla de logros en lugar de ser usted la que siempre está elogiando sus progresos. Al principio, es probable que su hijo retroceda algunos pasos (hasta podría optar por no usar ropa de la cintura para abajo en casa con tal de no ponerse la ropa interior que le disgusta). Sin embargo, las consecuencias naturales de sus acciones —el hecho de que sus hermanos se burlen (cosa que debe ser detenida inmediatamente) o no dejarlo salir— harán que pronto deje de actuar así.

Los niños preescolares con buenas destrezas verbales tal vez prefieran inventar excusas, argüir o negociar en lugar de resistirse a través de acciones. Es probable que su hijo explique los accidentes constantes con el consabido "me olvidé", que se niegue a ir al baño o que trate constantemente de obtener mejores recompensas cada vez que logre algo. Nuevamente, el primer paso para revertir este tipo de resistencia es evitar el compromiso. No hay nada que le guste más a un niño con buena capacidad verbal que entablar una charla interesante o argumentativa; si usted se niega a participar, el niño pronto perderá el interés en este juego. Evite argumentar y negociar manteniendo las reglas simples (no te contaré un cuento antes de dormir si no vas primero al baño; te daré una estrella dorada y un gran abrazo por cada vez que uses la bacinilla con éxito) y nunca hacer excepciones. Mientras tanto, usted podrá aprovechar el encanto de su hijo hacia las palabras en beneficio personal hablándole acerca de cómo funciona nuestro cuerpo, haciendo comentarios acerca de sus progresos, y explicando con más detalle lo libre e independiente que se sentirá cuando ya no use pañales.

Los miedos y ansiedades relacionados con el uso del inodoro son otros problemas que pueden surgir durante los años preescolares a medida que la imaginación infantil se expande. Un niño que nunca ha puesto reparos en sentarse en su bacinilla podrá experimentar terror

"¡MIREN LO QUE HIZO LAURA!" ENFRENTÁNDOSE A LA VERGÜENZA

No todos los aspectos de la conciencia social en expansión de los preescolares fomentan de manera saludable el progreso en su entrenamiento para usar el inodoro. Su fascinación por diferentes conductas y categorías de personas los pueden conducir a situaciones de exclusión, comentarios negativos, burlas y otras respuestas inadecuadas hacia los niños que aún usan pañales. Tal actitud de burla obviamente es dolorosa para un niño de tres a cuatro años de edad, y no debe ser ignorada si le ocurre a su hijo. Ciertamente, usted querrá contrarrestar los comentarios negativos con otros de apoyo de parte suya, así como hablar con los adultos a cargo para que en el futuro detengan tal conducta.

No obstante, este tipo de experiencias negativas suelen ser inevitables y pueden ser usadas de manera positiva —como una especie de trampolín hacia el éxito en el entrenamiento. Tras consolar y tranquilizar a su hijo, procure hablar con él acerca de si está listo o no para tomar el siguiente paso en su proceso de crecimiento. Sugiérale que use únicamente ropa interior dentro de casa por unos cuantos días para ver si quiere empezar a usar el inodoro. Muéstrele su apoyo con recordatorios, visitas rutinarias al baño y otras técnicas tranquilizadoras. Hágale saber que todos los niños cometen unos cuantos errores al cambiar de pañales a ropa interior, pero que tarde o temprano todos logran el éxito.

frente a un inodoro de tamaño adulto al imaginarse que unos monstruos horribles saldrán de allí para atraparlo o que será arrastrado por el agua del inodoro al bajar la palanca. Incluso las bacinillas crean cierta ansiedad en algunos niños, puesto que no les gusta la sensación de sentarse sobre una vasija vacía o liberar sus heces (una parte de su cuerpo) allí. Si su hijo se resiste a ir al baño o parece estar temeroso o ansioso mientras usa la bacinilla o el inodoro, trate de acompañarlo mientras evacúa. Al hacerlo, podrá ayudarlo a bajar la palanca, alentarlo a que haga bajar pedacitos de papel higiénico, así como permitirle que le acompañe a usted o a otros miembros de la familia al baño, asegurándole de modos concretos que no hay nada qué temer. El incremento en las habilidades verbales de los preescolares les permite expresar con más facilidad lo que les molesta —pero puesto que el vocabulario y la comprensión de los niños de tres o cuatro años de edad aún pueden ser limitados, usted tendrá que escucharlo y observarlo

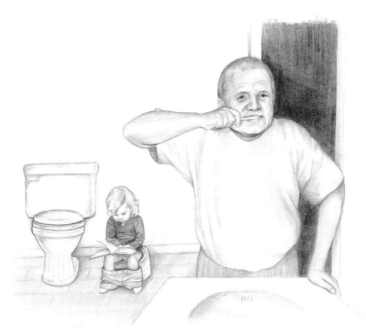

El establecer una rutina diaria para usar el baño y hacerle compañía a su hijo mientras está en la bacinilla, puede ayudar a disminuir los temores y ansiedades del niño en este sentido.

cuidadosamente a fin de descubrir la naturaleza del problema. Una vez que lo haga, no le reste la importancia debida. Si le dice al niño "Qué tontería" o "No hay brujas en el baño", lo único que logrará es hacerle pensar que usted no ha entendido nada. En cambio, tómese el tiempo para calmar su temor o ansiedad —explicándole que es imposible que un monstruo quepa en el inodoro, poniendo su muñeca favorita en la bacinilla como si estuviera haciendo sus necesidades, o usando palabras que incrementen su nivel de confianza.

Afortunadamente, la urgencia natural del niño a desarrollarse y crecer lo llevará a través de las etapas más difíciles de este aprendizaje sin un gran esfuerzo por parte de los padres. Durante los años preescolares, cuando la presión de los compañeros y la ambición de ser un niño grande desempeñan un papel tan importante, el aprendizaje para el uso del inodoro ya no implica tanto dirigir al niño, siendo posible apartarse de su camino lo suficiente como para permitirle que se dirija a sí mismo. Al evitar exagerar los problemas, usted notará que éstos desparecerán en su mayoría y que su hijo estará nuevamente en la vía para aprender a ir al baño exitosamente.

◆   ◆   ◆   ◆

Preguntas y Respuestas

"¿QUE PENSARÁN DE ELLA SUS AMIGOS?"

P: *Mi hija de cuatro años de edad está en su segundo año de preescolar y aún tiene "accidentes" ocasionales. Recientemente algunas de sus compañeritas la han invitado a pasear. Dudo en dejarla ir porque sus "accidentes" usualmente se presentan cuando está en sitios que no conoce. ¿Cómo hacer que participe en estas actividades sin que vaya a sentirse avergonzada?*

R: El tiempo es su aliado en estas situaciones: a medida que su niña crece y adquiere mayor práctica en el control de su vejiga incluso en situaciones poco familiares, menos probabilidad tendrá de tener tales "accidentes" cuando salga con sus amigos. Usted podrá evitar que tenga tales incidentes hablándole acerca de la necesidad de conocer las señales que le da su cuerpo, pedir ayuda a un adulto y adaptarse a diferentes tipos de baños. Aplauda todos sus esfuerzos por lograr la auto suficiencia (haber encontrado un baño por sí misma, bajarse su propia ropa), ya que el aumento de la confianza en sí misma le ayudará a evitar los "accidentes" en el futuro. Y no permita que sus propias preocupaciones acerca de la vergüenza la aparten de divertirse con sus amiguitos. Cuando la mande a pasar el día fuera, prepare una pequeña bolsa con una muda extra de ropa y pañitos húmedos para que los padres de sus amigos la lleven. La mayoría de los padres entenderán su preocupación y manejarán la situación con mucho tacto.

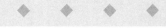

P: *Soy una madre soltera y últimamente he tenido algunos problemas para acompañar a mi hijo de cuatro años de edad al baño en lugares públicos. No quiere ir al baño de damas conmigo, y yo no puedo entrar al de caballeros con él. Pero a veces necesita de mi ayuda para quitarse la ropa, y no me gusta la idea de dejarlo en un ambiente público a solas. ¿Qué debo hacer?*

R: Sin lugar a dudas, el ayudar a un niño del sexo opuesto a usar el baño es mucho más fácil durante los primeros años de la infancia. A medida que el niño crece y se vuelve más consciente de las diferencias de su género —así como de lo que le rodea en general— los baños públicos pueden tornarse en lugares realmente incómodos para ambos. Lo mejor es llevar al niño al baño que le corresponde al padre o la madre hasta por lo menos los cuatro años de edad. Después de esto, si su hijo tiene alguna objeción o si usted no se siente cómoda, podrá optar por enviarlo al baño que le corresponde mientras usted lo espera afuera a una distancia prudencial desde la que lo puedo oír. Sin embargo, ayúdelo primero a que practique cómo quitarse y volverse a poner la ropa, bajar la palanca del inodoro y lavarse las manos, así como realizar todas las demás rutinas higiénicas que usted le ha ido inculcando hasta ahora. Éste es un buen momento para reforzar el concepto de las "partes privadas" y para enseñarle a que regrese a su lado de inmediato si alguien que no conoce se le aproxima en el cuarto de baño.

P: *El interés de mi hija de tres años por aprender a usar el inodoro ha traído un efecto colateral indeseable: hablar sobre cosas relativas al uso del inodoro. Mientras que por un lado me alegra que haya aprendido a ir al baño con relativa facilidad, por otro lado ya me cansé de oírla*

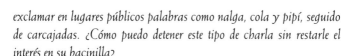

exclamar en lugares públicos palabras como nalga, cola y pipí, seguido de carcajadas. ¿Cómo puedo detener este tipo de charla sin restarle el interés en su bacinilla?

R: El hablar sobre asuntos de baño, muchas veces en tono gracioso, comúnmente acompaña al entrenamiento para ir al baño y al desarrollo preescolar en general. Los niños de tres y cuatro años se tornan muy interesados en estas palabras a medida que las escuchan cada vez más de usted durante el aprendizaje o de sus amiguitos durante el juego. No sólo son estos términos los que portan la llave del rompecabezas sobre cómo funciona su cuerpo y por qué los niños son tan diferentes de las niñas —dos aspectos que los fascina a esta edad— sino que además les ofrecen un valor añadido de lograr una reacción de disgusto o asombro de su parte. El decir "eres una caca" está llamado a lograr una fuerte reacción de parte suya y risotadas de parte de sus amiguitos. ¿Qué preescolar podría resistirse a esto?

Usted puede desalentar este comportamiento prestando atención al asunto pero sin sobreactuar. Si su hijo no obtiene esa respuesta intensa que está esperando, el uso de estas palabras ya no será tan divertido. Calmadamente reconozca los motivos del niño para usar tales términos ("Esa palabra te parece chistosa, ¿no?") y luego dirija su atención a otra cosa ("Mira. Te voy a contar un chiste buenísimo...."). Además, no es demasiado pronto para empezar a enseñarle a su hijo que ciertos comportamientos son apropiados en algunos lugares más no en otros ("Habla acerca de las cosas del baño delante de Papi y Mami, pero no con los amiguitos de tu hermano".). Siempre y cuando usted no pretenda resultados perfectos de inmediato y no se concentre tanto en este aspecto, la cosa terminará por pasar.

CAPÍTULO 6

Más allá del aprendizaje: problemas comunes y sus causas

◆ ◆ ◆ ◆

Lina, la hija de Sara y Hernando, había aprendido a ir al baño a la temprana edad de 24 meses y sorprendentemente había tenido muy pocos de los problemas que sus compañeritos de juego enfrentaron eventualmente. Ya llevaba más de un año sin pañales y usando la bacinilla. Por supuesto, había tenido unos cuantos accidentes, particularmente durante los primeros seis meses posteriores al entrenamiento para usar el inodoro, pero muchos menos en general de lo que sus padres habían anticipado. Sin embargo, ahora que Lina tenía cuatro años e iba a un jardín preescolar, se presentaba un nuevo reto. Lina había empezado a "gotear" pequeñas cantidades de orina una o dos veces al día. Sus padres a menudo encontraban que su ropa interior estaba ligeramente húmeda cuando Lina llegaba de la escuela o cuando se desvestía para bañarse en la noche. No estaba teniendo "accidentes" como tal —aún suspendía sin problemas lo que estuviera haciendo e iba al baño cuando tenía que orinar— pero experimentaba cierta cantidad de goteo entre una y otra sesión en la bacinilla que era incapaz de controlar. La humedad no molestaba a la niña, pero sus padres estaban preocupados de que un problema físico, de desarrollo o incluso emocional pudiera ser la causa.

Como el caso de Lina lo indica, se pueden presentar asuntos relacionados con el control de la vejiga y los intestinos no sólo durante el proceso como tal de entrenamiento, sino mucho después de que los padres asumen que el niño ya ha aprendido a usar el inodoro. En muchos casos, tales retrocesos pueden remediarse con relativa facilidad una vez que se han identificado las causas. Es posible que se requiera de intervención médica o psicológica. Independientemente de cuál sea la razón del problema de su hijo, entre más pronto trate de solucionarlo, más probabilidades habrá de resolverlo sin que el niño se vea afectado seriamente. Este capítulo identifica muchos de los problemas más comunes que experimentan los niños pequeños que han completado el entrenamiento para usar el baño, enumera las razones más comunes de tales conductas y ofrece guías generales para que los padres puedan corregirlas. Aun así, nada reemplaza al consejo individual del pediatra de su hijo. Una charla telefónica o en persona con el médico del niño es el primer paso para combatir cualquier problema que se esté presentando.

◆ "¡NO PUEDO!": RETOS FÍSICOS

Muchas conductas negativas relacionadas con el aprendizaje para ir al baño resultan de problemas físicos que se pueden identificar y resolver fácilmente por parte del pediatra. Ciertamente, las causas físicas son la primera posibilidad que debe investigarse cuando su hijo persiste con una conducta negativa y parece incapaz de salir de la misma.

Tal era el caso de Lina en la situación antes descrita. Después de hablar brevemente con los padres de la niña y con ella misma, y tras hacerle un breve examen físico a la pequeña de cuatro años, su pediatra concluyó que el hecho de que goteara orina se debía en parte a un problema físico (cierta debilidad en los músculos de la vejiga) y en parte a un problema temperamental (casi siempre estaba tan impaciente por pararse del inodoro y regresar a jugar, que no vaciaba por completo la vejiga, haciendo que goteara orina en su ropa interior más tarde). Aunque el goteo no había sido un problema antes de que Lina entrara al jardín preescolar, la rutina más estructurada e intensa de la escuela hacía que se afanara más en el inodoro y los músculos de su vejiga no podían aguantar la orina restante entre una y otra visita al baño. Su pediatra le recetó una serie de ejercicios (llamados ejercicios Kegel) con el fin de que Lina fortaleciera sus músculos, aconsejó a sus padres que la motivaran a relajarse y disfrutar del receso para ir al baño y le sugirió a Lina que se quedara en el inodoro por unos cuantos segundos después de que creía que había terminado. También recomendó que hablaran con los maestros de Lina acerca de este tema, de tal modo que éstos pudieran estar pendientes del momento en que la niña iba al baño y establecer un horario que garantizara visitas frecuentes al sanitario.

DE PARTE DE LOS EXPERTOS

LOS RETROCESOS SON COMUNES

"Como madre o padre, usted tal vez se sienta desilusionado al descubrir que el aprendizaje diurno para usar el inodoro no siempre perdura. Muchos niños que han sido bien entrenados comienzan a experimentar accidentes frecuentes más adelante. También se pueden presentar retrocesos totales en el aprendizaje para usar el inodoro. Hay diversas razones para ello. En algunos casos, los niños pueden permanecer secos durante el proceso inicial de aprendizaje al enfocarse por completo en el asunto, pero a medida que comienzan a relajarse, el número de accidentes aumenta. Los cambios en la vida del niño, cambios en la dinámica familiar, o una nueva etapa en el desarrollo también pueden llevar a cambios en la conducta hacia el uso del baño. Puesto que el mojar la cama de noche es más una función de desarrollo fisiológico que un asunto de aprendizaje, esto fácilmente puede continuar durante meses o incluso años después de que el niño ha aprendido a estar seco durante el día, en algunos casos hasta los seis años de edad o más aún.

"El punto es que, los retrocesos en el aprendizaje para usar el inodoro se presentan en la mayoría de los niños de una u otra forma, aunque tales asuntos poco se ventilan fuera de la familia. El entrenamiento para usar el inodoro es un proceso de aprendizaje continuo, no un programa fijo que se completa en un par de semanas. Es probable que descubra que el problema de su hijo no es nada raro. Entre más pronto defina su causa y brinde el apoyo apropiado, será mejor para su hijo".

BARBARA J. HOWARD, MD, FAAP

Su propio hijo podría experimentar humedad o gotereo en su ropa interior debido a diversas razones, incluyendo poca capacidad de la vejiga que hace que orine con más frecuencia de lo que quisiera; una "vejiga perezosa" que conduce al niño a orinar tan sólo una o dos veces al día con mayores pérdidas de orina en otros momentos; falta de coordinación entre el músculo de la vejiga y el esfínter (el músculo en forma de aro involucrado en el control de las deposiciones), falta de ejercicio, lo que conduce a un pobre control muscular, o incluso estrés emocional, lo que puede crear irritación de las paredes de la

"¿CÓMO LO SÉ?"

Síntomas de infecciones urinarias

Un número de síntomas comunes indican la posibilidad de una infección en las vías urinarias (UTI, por sus siglas en inglés). Esté pendiente de los siguientes síntomas en su hijo:

- Fiebre
- Dolor o ardor al orinar
- Urgencia de orinar, o mojar la ropa interior o la cama en un niño que ya aprendió a usar el inodoro
- Vómitos, negativa a comer
- Dolor abdominal
- Dolor en un costado o en la espalda
- Orina con mal olor
- Orina turbia o sanguinolenta
- Retardo en el crecimiento

Si su hijo tiene síntomas de una infección urinaria, el pediatra hará lo siguiente:

- Indagar acerca de los síntomas del niño
- Indagar sobre la historia familiar de problemas en las vías urinarias

vejiga. Algunas de estas situaciones, tales como poca capacidad en la vejiga, probablemente no tardarán en remitir. Otras, tales como pobre coordinación muscular, pueden ser remediadas a través de bio-retroalimentación y, posiblemente, medicinas recetadas. Algunas podrían requerir de cambios en otros aspectos de su vida, tales como establecer un horario regular de visitas al baño o reducir el estrés que está afectando el funcionamiento del niño. Su pediatra es la mejor fuente en la creación de una combinación correcta de medicinas, modificación de la conducta y otros tratamientos para su hijo. También puede

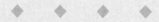

- Preguntar qué ha estado comiendo y tomando el niño (ciertos alimentos pueden irritar las vías urinarias y causar síntomas similares)
- Preguntar qué medicinas está tomando el niño, en el caso de que las tome
- Examinar al niño
- Obtener una prueba de orina del niño

El pediatra necesita analizar la orina del niño para ver si tiene bacterias u otras anormalidades. Si su hijo es lo suficientemente grande (usualmente por encima de los tres años de edad), el pediatra probablemente le pedirá que orine en un recipiente para obtener una muestra de orina. Si esto no es posible o su pediatra necesita una muestra estéril para hacer un juicio definitivo sobre una posible infección, podría colocar un tubo pequeño, llamado catéter, a través de la uretra hasta la vejiga del niño. La orina fluye a través del tubo a un recipiente especial.

Tenga en cuenta que las infecciones urinarias son comunes y en su mayoría son fáciles de tratar. Un diagnóstico temprano y un tratamiento oportuno son importantes porque las infecciones sin tratar o repetitivas pueden causar problemas médicos a largo plazo. Hable con su pediatra si sospecha que su hijo tiene una infección urinaria.

identificar o descartar ciertas condiciones serias indicadas por un aumento en la frecuencia de la micción, tales como diabetes, infecciones de las vías urinarias o problemas neurológicos. Por último, puede ayudar a identificar causas no físicas que originen incontinencia, incluyendo malos hábitos al momento de usar el baño —por ejemplo, una niña que orina con las piernas cerradas, lo que hace que retenga orina que luego termina por filtrarse. Otras causas de carácter no físico incluyen aspectos normales en el desarrollo infantil como poner a prueba los límites de los padres, un exceso de concentración en otras actividades que le hacen ignorar las señales del cuerpo, o tener dificultad para verbalizar aquellos temores, ansiedades y molestias físicas relacionadas con el uso del baño.

◆ Infecciones urinarias

Cuando el niño se orina por completo en su ropa interior, manifiesta un incremento repentino en la necesidad de orinar durante el día y siente malestar en el área de la vejiga, puede ser un indicio de que tiene una infección de las vías urinarias. Tales infecciones son particularmente comunes entre niñas en edad preescolar. Si su hijo o hija exhibe tales síntomas, llévelo(a) al pediatra para que le haga un chequeo médico y un examen de orina. Si se detecta una infección, el pediatra probablemente le recetará un antibiótico. El dolor al orinar también puede deberse a una inflamación de la uretra, el tubo que conduce la orina de la vejiga al exterior del cuerpo, lo que puede ser el resultado de un exceso de champú o jabón en el agua de la tina.

◆ Estreñimiento

Sorprendentemente, el estreñimiento es otra causa de que el niño se moje en el día y la noche. La infrecuencia en las deposiciones o las heces muy duras pueden oprimir la vejiga del niño, disminuyendo su capacidad para aguantar la orina. El estreñimiento también puede conducir a infecciones de las vías urinarias, lo que a su turno puede afectar negativamente la micción. Los estudios han demostrado que en la gran mayoría de los casos en los que los niños sufren tanto de incontinencia urinaria como de estreñimiento crónico, la eliminación del estreñimiento resuelve también el problema de mojar la cama o los pantalones.

PREGUNTE AL PEDIATRA

Mientras aguarda a la consulta con el pediatra, absténgase de darle a su hijo laxantes, enemas o ablandadores de heces para aliviar su malestar. La Academia Americana de Pediatría no recomienda el uso de tales remedios sin receta médica excepto por consejo de un pediatra. Concéntrese en tratar la causa del problema de su hijo, no los síntomas.

Un niño que se resiste a tener una deposición, se queja de dolor al evacuar, hace muchísimo esfuerzo al defecar y orina más de lo usual pero aun así produce unas heces secas y duras, casi con seguridad está estreñido. Su malestar debe ser atendido de inmediato, puesto que una evacuación dolorosa puede alterar negativamente los hábitos de uso del baño de un niño pequeño y esto se vuelve más doloroso e intratable rápidamente. Comuníquese con el pediatra del niño tan pronto como note signos de estreñimiento, y empiece a tomar notas de cuándo orina o defeca, cuánto evacua, y cuándo y bajo qué circunstancias moja los pantalones o la cama. (Véase el recuadro de la siguiente página.) Mientras tanto, evite insistir en que su hijo permanezca en el inodoro y "siga tratando de hacer caca". El sentarse y pujar por periodos largos de tiempo puede causar hemorroides o pequeñas rasgaduras —llamadas fisuras anales— en la pared del ano. En cambio, pídale que trate de defecar más a menudo —particularmente después de las comidas y antes de irse a dormir— por no más de cinco minutos a la vez, con la meta de tener una deposición casi a diario. Cerciórese de que tome mucha agua o jugos de frutas y que coma alimentos con alto contenido de fibra como pan y arroz integral, frutas frescas y verduras. Evite alimentos muy grasosos, crema de cacahuate, chocolate, productos lácteos y dulces. Y esté pendiente de que su hijo haga suficiente ejercicio con el fin de que los desperdicios se muevan por su cuerpo. Al explicarle que tales cambios le ayudarán a sentirse más cómodo —y el permanecer firme en su decisión— le ayudará a ajustarse a su nuevo régimen.

Si el estreñimiento continúa y su hijo se queja de sentir más dolor, existe el riesgo de que el paso de las heces duras y secas haya creado una

LO QUE SU PEDIATRA NECESITA SABER

Anotando sus observaciones diarias

Hay diversas razones físicas, fisiológicas, psicológicas y de comportamiento por las cuales un niño se moja durante el día o está estreñido. Al examinar a su hijo, el pediatra deberá considerar varias posibles causas. Usted puede hacer que el proceso sea mucho más productivo y eficiente al llevar un "diario" de sus observaciones con respecto a las conductas del niño hacia el uso del baño por lo menos durante un día, y preferiblemente por varios días antes de la cita. Si su hijo asiste a una guardería o jardín preescolar, trate de llevar un registro de sus hábitos de evacuaciones cuando está allí, así como cuando está en casa todo el día.

Inicie su diario anotando unos cuantos datos acerca de su hijo. Escriba la edad en la que aprendió a usar el inodoro y describa cualquier dificultad física o de comportamiento que tuvo en ese momento. Anote cualquier infección, dolor o conducta extraña que haya exhibido desde esa época, así como cualquier medicina que haya tomado o que esté tomando que pudiera afectar sus hábitos de evacuación. Si está teniendo problemas en la escuela o en cualquier otra parte, anote esto también.

Una vez que haya anotado estos datos de contexto, comience a anotar como orina o defeca su hijo, cuánta orina produce en cada sesión, así como el tamaño, color y consistencia de sus deposiciones. Describa cualquier comportamiento particular durante y después de haber ido al baño — tal como agarrarse

fisura anal u otro tipo de irritación. Calme la irritación aplicándole una pequeña cantidad de petrolato o vaselina antes de una deposición, de ser posible, así como inmediatamente después de la misma. Muy pronto, conforme sus heces se comienzan a suavizar y el área irritada está protegida, el dolor remitirá y las deposiciones se facilitarán por completo.

◆   ◆   ◆   ◆

ansiosamente los genitales, orinarse antes de llegar a la bacinilla, ser incapaz de orinar una vez llega al baño, el paso de evacuaciones blandas aún cuando parece estar estreñido, salir corriendo antes de bajar la palanca del inodoro, y así sucesivamente. Anote también cuándo ocurren los "accidentes", cuánta orina es liberada en estos momentos, y si algún comportamiento específico está asociado con estos eventos.

Algunas señales de advertencia son particularmente importantes de comunicar al pediatra. Éstas incluyen cualquier cantidad significativa de sangre en la orina o las heces, volúmenes extraordinariamente grandes de orina o una orina que es inusualmente diluida (más clara en color de lo normal), debilidad o dolor en la parte posterior de las piernas o un incremento en la frecuencia en que el niño se moja en los pantalones o está estreñido.

El llevar un registro escrito del comportamiento de su hijo durante el transcurso de varios días, puede ser mucho más útil que las observaciones casuales, puesto que es fácil pasar por alto señales importantes durante la atareada vida diaria. Al actuar como el "investigador" de su pediatra, recogiendo información importante por adelantado, usted puede acelerar enormemente el proceso de curación y recuperación, ahorrándole al niño un dolor y una confusión innecesarios.

Adaptado de "Daytime Wetting: Getting to the Bottom of the Issue", por Anthony J. Casale, MD, *Contemporary Pediatrics*, volumen 17, número 2.

El estreñimiento frecuente que no responde a cambios en la dieta o la actividad física de su hijo, requiere de la atención del pediatra. Su hijo podría estar reaccionando a una alergia debida a productos lácteos u otros alimentos. En casos muy raros, el estreñimiento crónico puede deberse a una afección gastrointestinal o a trastornos anatómicos o neurológicos. Mientras aguarda a la cita con su pediatra, absténgase de darle al niño laxantes, enemas o ablandadores de heces para aliviar el malestar. La Academia Americana de Pediatría no recomienda el uso de tales remedios sin receta médica excepto por consejo de un pediatra. Procure tratar la causa del problema de su hijo, no los síntomas.

◆ ENSUCIAR LOS PANTALONES

El ensuciar de excrementos la ropa interior, lo que médicamente se conoce como *encopresis* en niños mayores de cuatro años, afecta alrededor de 1.5 por ciento de los niños en los primeros años escolares, dándose más en los varoncitos que en las niñas en una proporción de seis a uno. Aunque es algo mucho menos frecuente que la micción accidental o los gotereos de orina, puede ser más molesto tanto para los padres como para el niño. No sólo el olor es más notorio y desagradable, sino que en nuestra cultura se espera que los niños, incluso a la corta edad de dos años, sepan que no deben ensuciar los pantalones. En la mayoría de los casos, sin embargo, el ensuciar los pantalones de materias fecales no es algo voluntario, sino que ocurre cuando el estrés emocional, la resistencia al entrenamiento para ir al baño o el dolor físico durante la deposición hacen que un niño se resista a defecar. Esta resistencia, o retención de heces, conlleva al estreñimiento, lo que a su turno conduce a la filtración de cierta cantidad de heces cuando la presión se torna demasiado fuerte. Si esto sigue ocurriendo, los músculos involucrados en la eyección de heces pueden comenzar a estirarse y las sensaciones nerviosas del área disminuyen, haciendo más difícil para el niño sentir la necesidad de defecar. Los intestinos pueden perder la habilidad para contraerse, haciendo que las deposiciones sean aún más dificultosas para el niño y las manchas fecales más propensas.

En la mayoría de los casos, el mejor modo de abordar el problema de que el niño ensucie los pantalones debido al estreñimiento consiste en tratar los asuntos subyacentes que están haciendo que el pequeño se resista a tener una deposición. Tal vez deje de aguantar las heces si usted evita presionarlo para que use la bacinilla, por ejemplo, o si usted permanece a su lado mientras defeca —y, a medida que sus deposiciones se hacen más regulares, es posible que empiece a dejar de ensuciar los pantalones. Sin embargo, si el problema continúa más allá de uno o dos incidentes, no dude en hacer una cita con el pediatra del niño. Éste repasará la historia médica de su hijo para determinar si una condición física en lugar del simple hecho de retener las heces esté causando el problema. El megacolon congénito o enfermedad de Hirschsprung (una afección congénita que impide que el niño perciba la sensación de tener el intestino lleno), la colitis ulcerativa, las alergias o incluso una dieta que contenga demasiados productos lácteos o alimentos grasosos a veces puede hacer que el niño ensucie la ropa interior accidentalmente.

Si también se han eliminado las causas físicas, deberán considerarse posibles causas emocionales o psicológicas. El ensuciar los pantalones puede presentarse cuando un niño está ansioso o emocionalmente perturbado debido a algún aspecto de su vida sobre el que tiene poco control, tales como conflictos familiares, dificultades académicas o problemas en sus relaciones sociales. El maltrato y el abuso sexual también podrían considerarse en caso de que el niño siga ensuciando los interiores.

LA HISTORIA DE UNA MADRE

"¿No le molesta eso?"

Muchos padres se impactan con el olor de unos pantaloncitos sucios de excrementos. Como es natural, esperan que su hijo esté igualmente sorprendido y avergonzado por la situación, pero éste no siempre es el caso. Su hijo tal vez sea sencillamente muy pequeño para entender lo poco corriente e indeseable que es tal olor. Si ha ensuciado los pantalones con frecuencia, es posible que se haya acostumbrado al olor y que en realidad ya ni lo perciba. Algunos niños hasta podrían actuar como si el ensuciar los pantalones no fuera una gran cosa porque saben que no pueden controlarlo.

Si nota que a su hijo no le importa tener la ropa interior sucia, sin duda es el momento de hablarle sobre la importancia de la limpieza. Pero en lugar de avergonzarlo, concéntrese en hacer que le ayude a limpiarse y cambiarse la ropa, anímelo a que vaya al inodoro la próxima vez y busque las causas subyacentes tales como el estreñimiento.

Por supuesto, es muy factible que cualquier niño pequeño tenga este tipo de incidente un par de veces. Sea cual sea la causa, su hijo necesita saber —y necesita saber que *usted* sabe— que lo que pasó no es su culpa. Al igual que en el caso del niño que moja la cama, la situación se corrige mejor apresurándose a limpiar, evitando ridiculizar o avergonzar al niño en lo posible y suministrándole la información que necesita para controlar mejor sus deposiciones y mantener su ropa interior limpia. Una vez que los sentimientos de su hijo estén protegidos, usted puede tomar acciones para identificar la causa subyacente, con el entendimiento de que cualquier remedio puede tardar cierto tiempo en surtir efecto.

◆ CHEQUEOS MÉDICOS

Aunque es muy importante llevar a su hijo al pediatra para que lo examine cuando sospecha que una causa física es la responsable de que el niño haga sus necesidades en los pantalones, ensucie la ropa interior o esté estreñido, tenga en cuenta lo incómodos que estos exámenes pueden ser para el pequeño. Al explorar prácticamente cualquier tipo de problema relacionado con el hecho de que el niño moje la cama o esté estreñido, el pediatra probablemente presionará o palpará el abdomen de su hijo; observará la parte baja de su espalda, nalgas, genitales externos y ano; examinará su forma característica de caminar y observará su habilidad para treparse a la mesa de examen. Se le pedirá a su hijo que orine en un vasito para que la muestra pueda ser examinada y analizada. Si el niño no puede orinar en ese momento, se puede obtener una muestra pasando un catéter a través de la uretra hacia la vejiga. Además es posible que se le practique un examen rectal al niño. El pediatra también le hará algunas preguntas relativas al tiempo que ha durado el problema, cuándo y dónde se presenta, si es doloroso o no y otras cosas por el estilo.

Algunos aspectos de este examen inicial —y cualquier posible reunión posterior con especialistas que pueda incluir procedimientos tales como ultrasonido, imágenes por resonancia magnética o un VCUG (siglas en inglés de cistouretrograma evacuatorio, en el que una sustancia de contraste se coloca en la vejiga a través de un catéter y luego se monitorea por medio de radiografías) — podrían ser desagradables para su hijo. Usted, mejor que nadie, sabe si un examen físico, un examen con equipo voluminoso o el interrogatorio por parte del médico podrán asustar a su hijo y en qué circunstancias. Tómese el tiempo para hablar con el niño acerca del examen con anticipación, preparándolo para enfrentar lo que pueda inquietarle más de los procedimientos, pero sin asustarlo con demasiado detalles. Los niños pequeños a menudo responden mejor a los juegos dramáticos con títeres o juguetes, charlas casuales y caricias físicas que lo tranquilicen en lugar de instrucciones y explicaciones específicas.

Una vez que estén en el consultorio del pediatra o especialista, asegúrele al niño que usted permanecerá a su lado a menos que quiera que se vaya (si tiene la certeza de que esto es posible). Pregúntele si hay algo que quiere decirle al médico antes de que empiece el examen. Respete la necesidad del niño a tomar las cosas con calma y controlar la mayor parte del proceso en lo posible, y evite aquellos exámenes que su pediatra considere innecesarios.

◆ Otras causas

Aunque en la mayoría de los casos el hecho de que el niño ensucie la ropa interior durante la noche se debe al estreñimiento, algunos niños que no están estreñidos tienen deposiciones normales durante la noche.

◆ "¡NO ENTIENDO!": OBSTÁCULOS SOCIALES Y AMBIENTALES

Si el pediatra ha descartado las causas físicas como el problema de su hijo con respecto al uso del inodoro, es hora de considerar posibles factores ambientales. La interacción diaria del niño con usted y otros adultos, así como con sus hermanos y compañeritos, puede tener un efecto decisivo en su conducta relativa al baño. Por ejemplo, los factores relacionados con el cuidado del niño durante el día pueden crear complicaciones —particularmente cuando ambos padres trabajan todo el día y el niño se queda al cuidado de otros adultos por períodos largos de tiempo. A veces la dificultad se debe a actitudes conflictivas entre los adultos encargados de supervisar la conducta del niño relativa al uso del baño. Quizás a usted no le preocupe el hecho de que su hijo de cuatro años no haya aprendido a usar el inodoro, mientras que a su niñera le desagrade tener que cambiarle los pañales. O tal vez usted haya combatido una tanda reciente de accidentes tratando de mantener a su hijo en un horario regular en casa, para encontrarse con que ha estado mojando los pantalones en la escuela porque no lo mandan a ir al baño después del almuerzo.

Para hallar una solución a tales problemas, los adultos involucrados en el cuidado del niño deben hablar de lo que está pasando. Describa el problema y los planes que usted ha hecho para solucionarlos. Pida la opinión de los demás adultos acerca de este plan y escuche sus objeciones o sugerencias. Después lleguen a un acuerdo acerca de un curso de acción, de tal modo que el niño se encuentre con una reacción consistente en donde quiera que esté. Lo ideal sería que su decisión como padre o madre sea la definitiva, pero habrá ocasiones en que es más práctico o productivo seguir las pautas de quienes se encargan de cuidar al niño durante el día. Si la guardería o jardín preescolar programa cinco visitas diarias al baño, por ejemplo, usted podría establecer ese mismo horario en la casa.

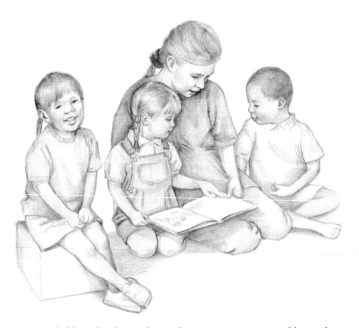

Es importante hablar sobre las conductas de resistencia y otros problemas de entrenamiento con todos los adultos encargados de cuidar al niño, de tal modo que se pueda llevar a cabo un plan para remediar la situación y evitar los accidentes.

No olvide hacer un seguimiento preguntando a las demás personas de qué modo las técnicas usadas parecen estar afectando a su hijo. Si el niño se está resistiendo cada vez más a un horario rígido de visitas al baño, tal vez sea mejor permitirle decidir en qué momento quiere ir —incluso en la guardería o jardín preescolar. Si los accidentes que tenga parecen ocurrir cuando el niño está absorto a la hora de los cuentos, quizás puedan llevarlo al baño antes de que se inicie esta actividad.

Aunque el problema de su hijo le genere vergüenza a usted, es necesario que busque este tipo de apoyo. Tenga la plena seguridad de que las personas que cuidan niños están acostumbradas a todo tipo de conductas, desde pantaloncitos sucios de excrementos hasta exploración de lo genitales y charlas infantiles sobre la "caca" y el "pipí". Muy poco de lo que su hijo haga le causará impacto o tan siquiera sorpresa a una niñera o educadora profesional. Al pedir el apoyo y consejo de estas personas, usted podría recibir el respaldo necesario a sus propios esfuerzos.

◆ Distintos hogares

Los problemas debidos a enfoques inconsistentes o conflictivos hacia el uso del baño también pueden surgir cuando el niño debe ir de uno a otro hogar —por lo regular debido a una separación o divorcio de los padres. Una vez más, es vital comunicarse con el otro padre acerca de las reglas y rutinas que usted trata de mantener. Tales negociaciones pueden ser mucho más difíciles en este caso, por supuesto, ya que ambos padres tienen la misma autoridad y podrían tener opiniones marcadamente divergentes. Aun así, es importante, por el bien de su hijo, mantener la rutina del baño lo más consistente posible entre uno y otro hogar —por ejemplo, usando el mismo tipo de bacinilla de ser posible, y manteniéndola en el mismo cuarto en cada casa— así como responder a los nuevos retos en equipo.

◆ Viajes

Un cambio en el entorno debido a unas vacaciones u otro tipo de viaje es otra causa común de problemas relacionados con el uso del baño entre niños pequeños. Los planes de viaje que implican una ruptura de la rutina del niño o que alejan al niño de un baño o de una bacinilla conocida, pueden crear ansiedad que su vez conduce a accidentes o

LA HISTORIA DE UNA MADRE

DISTINTOS LUGARES, DISTINGAS REGLAS

"Mi esposo y yo pasamos por un divorcio difícil cuando nuestro hijo Max tenía un año. Para el momento en que Max ya había aprendido a ir al baño, a los tres años de edad, Carlos y yo vivíamos en casas separadas en extremos opuestos de la ciudad. Max pasaba una semana con Carlos y la siguiente conmigo, y su papá estableció detalles de la vida doméstica completamente distintos a los míos. Yo le servía la cena a Max a las cinco de la tarde todos los días. Cuando estaba con su papá, Max comía casi siempre a las ocho de la noche. Yo le dejaba a Max dormir con pantaloncitos de entrenamiento, pero su papá insistía en que se pusiera calzoncillos. Yo tenía la bacinilla de Max en el baño, mientras que su papá la tenía en la alcoba del niño.

"Traté de hablar del tema con Carlos, pero él se negó a cambiar cualquiera de sus hábitos. Traté de cambiar los míos para acomodarme a los de Carlos, pero algunos de éstos sencillamente no funcionaron en mi caso. Mientras tanto, Max

estreñimiento. Aunque la mayoría de estas reacciones son temporales y desaparecen una vez que el niño se acostumbre a la nueva rutina o retorna a la anterior, algunas conducen a conductas negativas aprendidas, tales como aguantar la deposición o demorar la micción, lo que toma semanas o meses en corregirse.

Para evitar tales complicaciones, es aconsejable que durante el viaje conserven la rutina de evacuación del niño lo más cercanamente posible a la que se sigue en casa. Si están viajando en carro, podría llevar la bacinilla del niño. Al viajar en avión, lleve al niño al baño del aeropuerto antes de abordar y empaque animales de peluche u otros objetos *había empezado a volver a tener accidentes. Incluso comenzó a defecar en su alcoba —puesto que allí era donde estaba la bacinilla en la casa de su papá.*

"Al fin, decidí sentarme a hablar con Max acerca de 'distintos lugares, distintas reglas'. Para entonces ya casi tenía cuatro años, lo suficientemente mayorcito como para entender que la gente hace las cosas de diferente manera y que una manera no necesariamente es mejor o peor que la otra —tan sólo son distintas. Una vez que traje a colación el tema, Max comenzó a hablar con entusiasmo de las diferencias cómicas que había entre sus dos casas. Después de la charla, ya podía decirle a la hora de acostarlo '¡Max, acuérdate de las distintas reglas!' y casi con seguridad se acordaba que en mi casa la bacinilla estaba en el baño.

"Supongo que la moraleja de esta historia es que la cooperación entre ambos padres es lo ideal. Pero si no es posible cooperar por completo, no es el fin del mundo. A medida que crecen, los niños están en capacidad de asumir mejor las diferencias en su rutina".

CLAUDIA, MAMÁ DE MAX

conocidos que podrían apaciguar los temores del niño al usar un baño público o de un hotel. Planee acompañar al niño al baño y prepárese a hacerle recordatorios más a menudo de lo que lo haría si no estuvieran viajando.

◆ "¡FUE SIN QUERER!": ASUNTOS EMOCIONALES

Las causas emocionales de los problemas relacionados con el uso del baño son unas de las más difíciles de abordar, puesto que los niños pequeños muy pocas veces pueden expresar con palabras su confusión,

CONSEJOS DE OTROS PADRES

Los niños pequeños que aún están inseguros de sus destrezas para ir al baño, podrían sentirse particularmente amenazados por un cambio en su ambiente o rutina —ya sea que estén empezando el preescolar o visitando la casa de Abuelita. Algunos padres experimentados ofrecen las siguientes sugerencias para ayudar a los niños a asumir tales cambios al tiempo que mantienen buenos hábitos de evacuación. Considere estos consejos antes de salir a sus próximas vacaciones o enfrentarse a un cambio grande.

Ofrézcale pantaloncitos de entrenamiento. Aunque su hijo ya entrenado podría negarse a la idea de volver a usar pantaloncitos de entrenamiento —ya no quiere ser "un bebé"— tal vez acepte la idea de usarlos *debajo* de su ropa interior hasta que se sienta seguro de poder asumir el cambio. Este apoyo encubierto le ayudará a mantener la confianza y evitar un momento vergonzoso.

No le dé agua ni ninguna otra bebida justo antes de salir de la casa o iniciar un viaje. Cuando esté en un lugar desconocido para él, apreciará cada minuto adicional antes de tener que usar el baño.

Haga que use el baño en la casa antes de salir. Una vez más, esto le dará más tiempo de ajustarse a su nuevo entorno.

Lleve una muda completa de ropa. Aunque se esfuerce en impedirlos, los accidentes siempre pueden ocurrir. Evite una molestia adicional poniéndole al niño ropa seca de inmediato.

Hable antes de salir. Procure explicarle al niño a dónde irá, a quién visitará y cómo usará el baño durante su paseo o viaje. Comenten distintas situaciones que podrían presentarse. Escenifíquelas con títeres o muñecos de peluche si al niño le divierte esto. Asegúrele que si quiere, usted lo acompañará al baño. Cuando vaya al baño por primera vez fuera de casa, señale las cosas que usted le describió cuando estaban hablando en casa. Permítale que observe cómo usa usted el baño primero, si es que quiere, y quédese a su lado cuando le toque el turno a él, como usted se lo prometió.

ansiedad o temor. Tales conductas como defecar en un rincón de la alcoba, tener accidentes diarios en la escuela tras muchos meses de haber estado completamente seco o suplicar que le vuelvan a poner pañales, son perturbadoras e incluso atemorizantes para muchos padres —más aún cuando no entienden la causa. Sin embargo, una vez que se han descartado las causas físicas, las razones que se esconden tras estas conductas pueden descifrarse considerando cualquier cambio en la vida del niño o en su desarrollo emocional, observando sus demás comportamientos y escuchando atentamente lo que diga.

En el capítulo 4, indicamos cómo un cambio importante en la vida de un niño puede hacer que retroceda en su entrenamiento para usar del inodoro. La regresión puede ocurrir por causas similares tiempo después de que el aprendizaje ha concluido. Un nuevo bebé en la familia o la mudanza a una nueva casa, conflictos familiares o cualquier otra situación de estrés emocional podrían hacer que su hijo retroceda a un nivel anterior en su dominio del uso del baño —posiblemente con manifestaciones como mojar la cama, hacer "charquitos", aguantar las heces e incluso defecar en lugares inapropiados. El estrés interior impulsado por el desarrollo normal de su hijo, también puede afectar sus conductas con relación al uso del baño. Por ejemplo, a los tres años de edad, más o menos, los niños comienzan a desarrollar la capacidad de

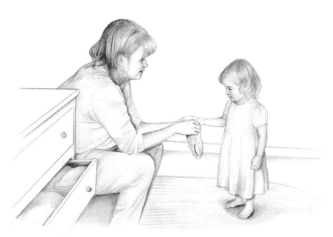

Si descubre a su hijo tratando de esconder el hecho de que hizo sus necesidades en los pantalones, tranquilícelo con gentileza y comenten cómo podrá evitarlo en el futuro.

"¿ME ARRASTRARÁ EL AGUA?"
Y OTROS MIEDOS RELACIONADOS CON EL INODORO

"¡Hay un monstruo en el inodoro!" "¿Qué tal si me caigo adentro?" "¡Detesto el ruido del inodoro!". Hay casi tantos temores acerca del uso del inodoro como niños pequeños que lo usan. Tarde o temprano, es probable que vea a su hijo de tres o cuatro años salir corriendo del baño para escapar del ruido del desagüe del inodoro o haciendo bajar repetidamente objetos pequeños por el inodoro, fascinado de verlos desaparecer. Cuando esto pase, tenga en cuenta que tales temores son un aspecto normal de una imaginación en expansión. Los niños entre los dos y los cinco años también tienen una tendencia natural hacia el animismo — la creencia de que los objetos inanimados están vivos. Al igual que con otras formas de ansiedad, usted podrá responder mejor a tales temores preguntándole al niño qué lo asusta y después demostrándole lo mejor posible que sus temores no tienen fundamentos. Tal vez usted quiera optar por usar el inodoro mientras su niño le observa, para demostrarle que no tiene nada de peligroso; dejar caer un muñeco en el inodoro y luego bajar la palanca para demostrar que algo grande no puede ser arrastrado

experimentar intranquilidad o vergüenza cuando han hecho algo equivocado —pero aun así a esta edad suele ser difícil para ellos lidiar con esos sentimientos. Un niño que anhela recibir la aprobación de sus padres, de repente podría comenzar a sentirse avergonzado o apenado cuando hace sus necesidades en los pantalones, independientemente de cuán comprensivos tiendan a ser sus papás. Como resultado, podría asegurar que fue al baño cuando en realidad se orinó en el piso de la sala. Tal vez esconda sus pantaloncitos mojados o incluso trate de limpiar el reguero antes de que usted lo vea. De hecho, no hay por qué criticar o castigar a un niño que se comporta de este modo. Por el contrario, el niño ha demostrado que sabe cuál es una conducta higiénica apropiada y está tratando de "ponerla en efecto" de la mejor forma que puede. La reacción más apropiada al encontrarse con que su hijo está escondiendo

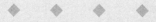

por el agua, o iluminar la base del baño para mostrarle al niño que no hay monstruos a la vista. También podría facilitarle las cosas al ofrecerle bajar el inodoro después de que él use el baño, quedarse a su lado hasta que termine o permitirle que vuelva a usar la bacinilla por un tiempo.

Es importante entender que su hijo tal vez no sepa o no pueda explicarle lo que le asusta del inodoro. Hasta es posible que le diga que le asusta el inodoro cuando la verdad es que no quiere usarlo. En cualquier caso, probablemente no hay por qué debatir mucho el asunto. Después de hacer lo que pueda por demostrarle que el inodoro es inofensivo, reitere su expectativa de que usará el baño como un niño o una niña grande. Hágase el de la vista gorda si el niño trata modos poco comunes de aceptarlo, como sentarse al revés en la silla del inodoro o salir corriendo del baño después de bajar la palanca y subirse los pantalones en el corredor. Sus temores pronto terminarán por desvanecerse como resultado de su desarrollo natural y, como en otros aspectos de su vida, encontrará un modo de enfrentarlos.

sus "accidentes" es decirle con gentileza que usted sabe lo que le pasó, que no se preocupe y que seguro la próxima vez resultará mejor. Después pídale que le ayude a limpiar el reguero y hable con el niño de los modos específicos en los que ambos pueden ayudarle a retomar su curso normal.

Otros sentimientos y situaciones emocionales pueden abrumar a un niño pequeño y hacer que se comporte de un modo inicialmente incomprensible. El deseo de recibir más atención podría hacer que protagonice un número creciente de "accidentes" sólo por propiciar una charla o una interacción emocional con usted. Si siente que usted está controlando demasiado sus hábitos higiénicos —preguntándole constantemente si necesita ir al baño en lugar de dejarle que dirija su propia conducta— podría resistirse a ir hasta que ya es demasiado tarde y se orina en los pantalones. Una imaginación más activa y una tendencia al pensamiento mágico podrían hacer que el niño le tenga miedo al inodoro y empiece a evitarlo. Incluso el deseo de ganarse la amistad de otro niño imitando su comportamiento, puede llevar a una regresión en las prácticas del baño si el otro niño aún no ha sido entrenado para usar el inodoro. Por último, el deseo temporal de volver a ser un bebé mimado, lo que casi todos los niños pequeños experimentan en cierto momento, podría impulsar a su hijo a pedirle que vuelva a ponerle pañales.

Para los niños que ya han aprendido a usar el inodoro, así como para aquellos que aún están siendo entrenados, la regresión en el uso del baño no suele durar mucho, siempre y cuando los padres respondan calmadamente y usen la oportunidad para apoyar a sus hijos y comunicarse con ellos. Consulte el Capítulo 4 en busca de consejo para ayudar a su hijo a identificar el problema, simpatizar con sus

LA HISTORIA DE UNA MADRE

¿DOS BEBÉS A LA VEZ?

"Cuando mi primer hijo tenía tres años y ya estaba totalmente entrenado para ir al baño, tuve otro bebé. En cuestión de tres meses mi hijo mayor empezó a ensuciar los pantalones todos los días. Traté de ignorarlo, haciendo que él mimo se limpiara e incluso le impartí pausas obligadas en las que no podía jugar. Nada funcionó. Con el tiempo, después de un mes más o menos, volvió a empezar a usar la bacinilla por su propia iniciativa. Mirando hacia atrás, supongo que debí haberme centrado más en la causa de su conducta (el nacimiento de su hermanito) que en los síntomas (ensuciar los pantalones). De ese modo, hubiera podido ser un poco más comprensiva mientras él resolvía el problema por su cuenta".

SANDRA, MAMÁ DE SERGIO Y SANTIAGO

sentimientos, ayudarle a buscar soluciones prácticas y aclarar sus expectativas en relación con el uso del inodoro. Tal evidencia de su apoyo y comprensión ayudarán al niño a relajarse y, eventualmente, dar un paso adelante. Mientras tanto, trate de evitar hacer concesiones grandes, tales como volverle a poner pañales, pero ofrézcale ponerle pantaloncitos de entrenamiento debajo de su ropa interior normal durante un tiempo, colocar la bacinilla en su alcoba, acompañarlo al baño del jardín preescolar antes de que comiencen las clases o llegar a otro tipo de acuerdo hasta que el pequeño se sienta más seguro.

◆ "SE ME OLVIDÓ": RETOS COGNOSCITIVOS

Algunas conductas problemáticas relacionadas con el uso del inodoro tienen orígenes físicos. Otras son causadas por ansiedad o emociones abrumadoras. Muchas conductas, sin embargo, son expresiones muy típicas del desarrollo cognoscitivo normal por el que está pasando el niño. En los capítulos anteriores, se hizo mención a la habilidad del niño de uno o dos años de comprender y responder a las señales de su cuerpo como un desarrollo necesario antes de iniciar el aprendizaje para usar el inodoro. Otros desarrollos posteriores que se manifiestan con el tiempo pueden respaldar o sabotear los hábitos del baño —y, en algunos casos, hacer ambas cosas. El olvido y la distracción siguen siendo un reto para los niños, cuya capacidad de memorización aún es limitada— particularmente cuando muchas cosas están pasando o cambiando en su vida. La dificultad para dejar de concentrarse en algo e ir al baño a tiempo, también conduce a accidentes. El crecimiento cognoscitivo de los niños en edad preescolar y un poco menores les permite pensar más y poner a prueba los límites que sus padres les imponen —lo que conduce a infracciones deliberadas de las rutinas del baño. Por último, aunque la imaginación significativamente más rica de los preescolares les ayuda a pensar y aprender a usar el inodoro a través del juego, esto a su vez puede conducir a una resistencia, al imaginar que se avecina un desastre cada vez que bajan la palanca del inodoro. Una imaginación en expansión también es responsable de aquellas prácticas de "pensamiento mágico" como colocar las heces en lugares extraños, evitar ciertos baños o insistir en usar sólo una bacinilla en particular, negarse a bajar la palanca del inodoro o bajarla un número ritual de veces, y otras conductas similares.

Por extrañas que algunas de estas actitudes parezcan a los ojos de los adultos, son perfectamente razonables desde el punto de vista de un niño. Una vez más, no hay por qué criticar al niño por un comportamiento que él no puede evitar. En algunos casos, particularmente en los que hay confusión acerca del uso del inodoro, una serie de charlas breves y sensatas pueden aliviar la situación. En otras ocasiones, como cuando se infringen los hábitos del uso del baño como

DE PARTE DE LOS EXPERTOS

NADIE ES PERFECTO

"En mi trabajo como maestra de preescolar, me toca lidiar con asuntos relacionados con el baño todas las semanas si no todos los días. Con certeza puedo asegurarle a los padres que la mayoría de los niños de tres y cuatro años, supuestamente entrenados para ir al baño, tienen accidentes de tanto en tanto, particularmente cuando están en una nueva situación que requiere que se concentren más. Estos percances son parte del proceso de crecimiento y no son causa de alarma. Creo que les ayudaría mucho a los padres pensar en el entrenamiento para usar el inodoro no como una experiencia de aprendizaje de una sola etapa que se completa en una semana o un mes, sino en una destreza que los niños adquieren mejor a medida que crecen. Mientras están practicando la destreza, los padres deben procurar ser sensibles a sus sentimientos. En la mayoría de los casos, un niño volverá a su rutina de evacuación luego de un par de incidentes, o a lo sumo, después de dos semanas de regresión".

BIBI STEVENS, MAESTRA

un modo de poner a prueba los límites, es importante que usted vuelva a plantear sus reglas y las respalde con firmeza. Como en los demás casos descritos en este capítulo, el conocimiento de su hijo en particular sigue siendo la mejor herramienta al decidir cómo responder. Siempre y cuando su hijo sepa que usted apoya sus esfuerzos pero que espera que recupere pronto su conducta adecuada en torno al uso del baño, ambos terminarán por alcanzar su meta.

◆ "¿QUE HIZO QUÉ?": MÁS ALLÁ DE SU PROPIA AGENDA

La mayoría de los padres quieren lo mejor para sus hijos y hasta pueden ver sus éxitos y fracasos como extensiones de sí mismos. Particularmente la conducta en torno al uso del baño —asociada con ideas de limpieza, decencia y conducta civilizada— suele despertar emociones intensas que tal vez no sabíamos que podíamos experimentar. Ése es el motivo por el que muchos padres se sienten tan irritados cuando sus hijos fallan en el uso del inodoro, errores que de hecho son muy normales entre niños pequeños. Es difícil tener en cuenta que tales conductas son muy normales para nuestros niños, así como recordar que también se presentan en otras familias.

Al abordar el problema actual de su hijo, trate de poner a un lado su propia agenda —sus expectativas relacionadas con el progreso del niño, su reacción emocional a las acciones del pequeño, su vergüenza por lo que otros pensarán de la conducta del niño— para concentrarse a cambio en la necesidad de su hijo por recibir información, atención y apoyo. Si siente que está perdiendo la paciencia y actuando con ira hacia su hijo, pida a su pareja, a un amigo o a la persona que cuida del niño que lo releve mientras usted recupera el equilibrio. Si la conducta del niño le confunde o lo deja perplejo, no dude en pedir el consejo o la asesoría del pediatra. Otros padres, sobre todo los que han experimentado o conocido situaciones similares, también pueden brindarle ideas o una perspectiva nueva sobre el asunto. Las clases de orientación para padres son otra fuente excelente de información sobre los retos específicos en cuanto al uso del baño. Recuerde: tanto usted como su hijo están ansiosos porque avance en su desarrollo, pero sólo usted puede brindar los recursos externos que el niño tal vez necesita para poder progresar.

Preguntas y Respuestas

¿DEBEMOS INQUIETARNOS?

P: *Nuestro hijo de tres años aprendió a usar el inodoro hace cuatro meses aproximadamente, pero aún sigue teniendo accidentes cada uno o dos días. Mi esposa dice que esto es parte normal del proceso de entrenamiento. A mí me parece que un niño de esa edad ya debería manejar mejor las cosas y que tal vez tiene un problema en su desarrollo. ¿Cuál de los dos tiene la razón?*

R: Su esposa tiene razón al decir que una vez que el proceso de entrenamiento para usar el inodoro aparentemente concluye, el niño puede seguir teniendo accidentes durante meses —incluso si el niño tiene tres o cuatro años de edad. Tales accidentes diurnos son parte del aprendizaje de nuevos hábitos físicos y deberán empezar a disminuir unos seis meses después del entrenamiento. (El mojar la cama de noche puede continuar por mucho tiempo más —véase el Capítulo 8.) Sin embargo, usted también tiene la razón al señalar que los accidentes muy frecuentes en un niño de tres años de edad —particularmente cuando no parecen disminuir— pueden indicar un problema físico o de desarrollo. Su mejor opción es hablar con el pediatra del niño acerca de su historial en el aprendizaje para ir al baño y su conducta actual y, si el médico lo solicita, llevarlo a un chequeo. Si no hay problemas físicos, sus inquietudes podrán ser aplacadas. Si hay una demora en el desarrollo o un problema físico, su pronta atención al asunto acelerará el proceso de tratamiento.

P: *Mi hija que ahora tiene tres años, está totalmente entrenada para usar el inodoro, pero se aguanta hasta el último minuto, por lo que tenemos que llevarla a la carrera al baño para que no se lo haga en los pantaloncitos. ¿Cómo puedo convencerla de que me avise un poco antes de que necesite ir al baño?*

R: Es posible que su hija aún no se dé cuenta que necesita usar el baño sino hasta un minuto más o menos antes de que la urgencia sea difícil de controlar. Para ayudarla a incrementar la conciencia de su necesidad, háblele de lo que se siente al tener que usar el baño. Presione con suavidad la parte baja de su abdomen y diga: "Cuando empieces a sentir un poquito de dolor aquí, quiere decir que tal vez necesitas orinar". Cuando note que está haciendo "la danza del baño" —retorciéndose o agarrándose entre las piernas— dígale: "Me parece que necesitas ir al baño" y sugiérale causalmente que vayan "a intentarlo". Colóquela en la bacinilla (a menos que se resista mucho) y déjela que orine en respuesta a estas acciones. El crear un espacio de tiempo suficiente para ir al baño por lo regular es cuestión de enseñarle al niño a vincular las sensaciones físicas con la conducta deseada.

CAPÍTULO 7

Entrenando a niños con necesidades especiales

◆ ◆ ◆ ◆

El asunto de cuándo y cómo comenzar a entrenar a un niño a usar el inodoro puede ser particularmente difícil para los padres de niños con necesidades especiales. Aunque ningún padre quiere presionar a un hijo que ya tiene suficientes desafíos a realizar algo que le es imposible, el sentido de satisfacción que tiene el niño cuando acierta en este importante aspecto del cuidado personal puede lograr maravillas en su nivel de autoestima. Quizás más que otros padres, aquéllos que tienen niños con discapacidades físicas, mentales o en el desarrollo, pueden apreciar el proceso de aprendizaje para usar el baño como un modo de seguir y celebrar el crecimiento general del niño. En lugar de enfocarse en los errores del niño, que son inevitables en cualquier caso, pueden aprovechar esta oportunidad para descubrir de qué modo aprende mejor y para demostrarle que es capaz de progresar.

El entrenamiento para usar el inodoro es más efectivo cuando los padres de niños con necesidades especiales tienen acceso a orientación, instrucción y estímulo de su pediatra, de otros profesionales entrenados o de grupos de apoyo. El primer paso que usted debe tomar es determinar si su hijo está listo para comenzar. Las señales de preparación son las mismas que en el caso de los demás niños:

- ¿Está su hijo consciente de la diferencia entre estar mojado y estar seco?
- ¿Puede permanecer seco por lo menos durante dos horas a la vez?

- ¿Puede percibir cuando necesita orinar o tener una deposición y es capaz de llegar hasta el inodoro o la bacinilla a tiempo (quizás con su ayuda)?
- ¿Puede desvestirse y vestirse por sí mismo o está listo para aprender a hacerlo?
- ¿Está motivado hasta cierto nivel a tomar este próximo paso? Si su hijo está pasando por una fase de resistencia, no está listo para asumir un nuevo reto o aún no siente la urgencia de comportarse "como otros niños" en este sentido, usted podría tomarse un tiempo adicional para prepararlo mentalmente antes de iniciar el proceso de entrenamiento.

Si siente que su hijo está listo, pida la opinión de su pediatra. Éste puede examinar al niño para tener una apreciación física y quizás ofrecer ideas especiales de acuerdo a las necesidades particulares de su hijo. También puede brindarle información adicional que le servirá antes de comenzar, y dejarle saber qué clase de equipo especial es aconsejable.

También es importante que se prepare emocionalmente antes que usted y su hijo se embarquen en este experimento. Los niños con necesidades especiales suelen iniciar el entrenamiento para usar el inodoro más tarde que los demás niños, y suelen completar el proceso a los cinco años de edad o incluso más tarde. (Por supuesto, los niños con discapacidades físicas severas quizás sigan necesitando siempre de ayuda con la ropa y los accesorios en el baño.) El aprender a usar el inodoro puede ser físicamente doloroso para algunos niños e inicialmente incomprensible para otros. Por supuesto, se presentarán accidentes y usted necesitará armarse de una dosis adicional de paciencia y buen sentido del humor cuando éstos ocurran. El reclutar la ayuda de su cónyuge, parientes y amigos antes de iniciar el entrenamiento —para relevarla periódicamente así como para ayudarle a recargar su moral— es una sabia jugada por el bien de su hijo así como del suyo propio.

◆ DESAFÍOS FÍSICOS

Ciertas discapacidades físicas y enfermedades pueden obstaculizar la habilidad de un niño a estar totalmente entrenado para ir al baño o a ajustarse fácilmente al uso del mismo. Si éste es el caso de su hijo, usted deberá pensar cómo su discapacidad afecta cada etapa del aprendizaje para usar el inodoro y de qué modo usted puede compensar dicha desventaja. Sea que su hijo no pueda percibir la sensación de orinar, tenga dificultad para sentarse o permanecer en una bacinilla o inodoro regular o deba ajustarse o reajustarse al uso del inodoro después de haber usado un accesorio de ostomía, necesitará apoyo adicional de su parte y de las demás personas encargadas de su cuidado a medida que domina esta nueva destreza.

LA HISTORIA DE UNA MADRE

"¿QUÉ LE ESTÁ PASANDO A ELLA?"

"Mi hija Elena tuvo dificultad para aprender a ir al baño. No empezamos a enseñarle sino hasta que tenía cuatro años, e incluso entonces no parecía captar la cosa. Luego de dos meses aún seguía teniendo dos o tres accidentes al día y mojaba la cama casi todas las noches. Empecé a preocuparme de verdad, pero me alegro de haber resistido la tentación de criticar a Elena o de culparla por no llegar a tiempo al baño. Cuando la llevé al pediatra, nos enteramos de que tenía diabetes. Su necesidad de usar el baño con frecuencia y sus muchos accidentes eran síntomas de la enfermedad.

"Ahora que ya sabemos que tiene diabetes, su progreso en aprender a estar seca se ha convertido en un modo de ajustarse a su nueva rutina. Aquellos días en que alcanza a llegar a la bacinilla consistentemente son excelentes refuerzos morales, ayudándola a construir su confianza en medio de una enfermedad difícil".

ANGELA, MAMÁ DE ELENA

◆ Discapacidades visuales

Los niños con discapacidades visuales o deficiencias en la vista, experimentan una desventaja en diversas etapas del aprendizaje para usar el inodoro. Primero, son incapaces de observar a sus familiares y compañeros usar el inodoro, así que no pueden imitar este comportamiento. Tantos detalles del uso del inodoro o bacinilla —en qué parte del baño está la bacinilla, cómo hay que orientar el cuerpo al sentarse en la misma, cómo la orina y las heces caen a la bacinilla, cómo se arranca y se usa el papel higiénico— son simples de entender si el niño puede observar el proceso, pero son difíciles si no los puede ver. Sin la ayuda de la vista, su hijo tendrá que atenerse más al lenguaje para entender cómo funciona el proceso. Por lo tanto, tal vez es mejor que espere un poco más para iniciar el entrenamiento —hasta que el niño tenga tres o cuatro años (o incluso después, puesto que la demora en el lenguaje puede ir paralela a la ceguera) — para que pueda comprender a cabalidad lo que usted le está diciendo.

Cuando esté preparada a presentarle a su hijo visualmente incapacitado el concepto del uso del inodoro, comience por llevarlo al baño cuando usted vaya a usarlo. Permítale que explore el baño y que localice el inodoro. (Cerciórese de que el baño esté bien ventilado y huela bien para que el niño quiera regresar.) Haga que coloque sus manitos sobre los hombros de usted, para que sienta que usted se está sentando en el inodoro, explíquele lo que está haciendo y por qué, y guíe sus manos hacia el dispensador de papel higiénico. Muéstrele también la palanca para bajar el inodoro y el lavamanos. Una vez que haya colocado una bacinilla en el baño, condúzcalo a la misma, permítale que se acostumbre a su presencia y déjela en el mismo lugar durante todo el proceso de aprendizaje. Hable con el niño acerca del uso del inodoro en otras ocasiones —señalando que la mayoría de gente que él conoce usa el inodoro y que esto es una señal de que ya son niños grandes que pueden cuidarse por sí mismos.

Una vez que el niño comience a practicar el uso de la bacinilla por su propia cuenta, usted deberá mantener el baño y el pasaje que conduce al mismo despejado de obstáculos. Una bacinilla musical que se activa cuando la orina toca el recipiente, puede hacer que el proceso de aprendizaje sea más divertido. Enséñele a sentir los bordes internos de la silla antes de botar el papel higiénico en la bacinilla o inodoro, así como a posicionar su cuerpo para que no orine encima del mismo. Por último, a medida que el niño se acostumbra al uso del baño, procure llevarlo al baño en cada lugar público al que vayan. Al ayudarlo a familiarizarse con la amplia variedad de diseños de baños y estilos de inodoros, le ayudará a fomentar su autoconfianza cuando esté fuera de casa y prevenir que tenga "accidentes". Y no olvide recompensarlo por sus progresos con elogios, abrazos o un regalito que le guste mucho.

◆ **Discapacidades auditivas**

Los niños sordos o que tienen dificultades para oír pueden o no pueden encontrar retos durante el entrenamiento para usar el inodoro, dependiendo de su habilidad para comunicarse. Un niño que ya domina el lenguaje de señas puede depender de una combinación de

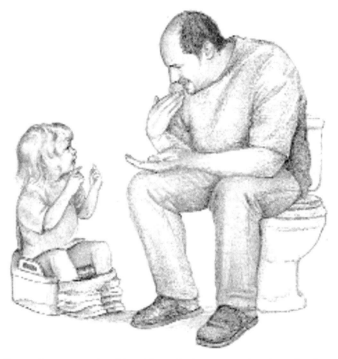

Los niños sordos que ya saben bien el lenguaje de señas pueden depender de observaciones visuales junto con sus explicaciones para entender el proceso de aprendizaje para usar el inodoro.

observaciones visuales y explicaciones de su parte para entender lo que se espera de él —de un modo muy parecido a cualquier otro niño. Los niños que aún no tienen la habilidad de entender señales y signos sencillos, tal vez no estén listos para el entrenamiento del baño sino hasta que sean un poco mayores.

La clave para entrenar a un niño en estos casos es simplificar el proceso. Al introducir el concepto, haga énfasis en lo visual. Ayude a su hijo a observarle a usted (e, incluso mejor, a otros niños) mientras usa el baño, y muéstrele libros de ilustraciones sobre el tema. Emplee un gesto o señal para los términos esenciales (*pipí, caca, bacinilla, mojado, seco y tener que ir al baño*). Utilice estos gestos cada vez que usted vaya al baño y úselos también con el niño —haciendo la señal de "mojado" (con una cara triste) cuando usted le cambia un pañal o pantaloncito mojado, "seco" (con una expresión alegre) una vez que lo ha cambiado y "tener que ir" después del almuerzo cuando es hora de sentarse en la bacinilla. Si usted es consistente y emplea siempre la media docena de señales que necesita, su hijo captará la idea del uso del inodoro sin mayores explicaciones. Cuando lo haga, recompénselo con muchos abrazos, estrellitas en su tabla de logros o incluso un caramelo u otro regalito.

◆ Problemas de incontinencia

Algunas condiciones no tienen efecto en la habilidad del niño para entender el proceso de aprender a ir al baño, pero hacen que les sea difícil cumplir con el mismo. Su hijo podría sentirse cada vez más frustrado en sus esfuerzos por permanecer seco e incluso podría dejar de intentarlo. La mejor solución a este dilema es poner al niño en un horario regular para usar la bacinilla. Al colocarlo en la bacinilla con frecuencia (recordándole cada hora más o menos que vaya al baño), se quitará la carga de tener que indicarle tantas veces al día que debe interrumpir una actividad para atender sus necesidades físicas. El ir al baño cada hora puede convertirse en un hábito similar a lavarse los dientes dos veces al día o recibir su insulina, lo que le permitirá concentrarse libremente en otras actividades entre una y otra ida al baño.

◆ Perlesía cerebral

Los niños con perlesía cerebral no sólo tienden a experimentar demoras en el control de la vejiga, sino que también podrían no tener suficiente conciencia de la vejiga para iniciar el entrenamiento del baño a los dos o tres años de edad. Si su hijo tiene perlesía cerebral, tendrá que desarrollar la conciencia de que necesita ir al baño (lo que usted puede captar cuando lo vea agarrándose los genitales o moviéndose inquietamente) antes de que pueda iniciar el entrenamiento para usar el inodoro. Tendrá que ser capaz de demorar la micción hasta que se coloque bien en la bacinilla. Tendrá que quitarse la ropa y después agarrarse a la bacinilla (con los respaldos que se describen más adelante)

"CADA PERSONA ES DIFERENTE": CÓMO HABLARLE A SU HIJO SOBRE EL USO DEL BAÑO

A medida que los niños se acercan a la edad preescolar, se vuelven cada vez más conscientes de las diferencias entre las personas y demuestran una fascinación hacia cualquier conducta inusual de sus compañeros. Es probable que su hijo de tres a cinco años de edad se torne muy curioso acerca del modo en que su uso del baño difiere del de otros niños y puede encontrarse con muchas preguntas y comentarios de sus amigos. Así como usted ha abordado las diferencias en otras áreas de la vida de su hijo, es importante brindarle comentarios y actitudes positivas acerca del modo como se usa la bacinilla. Comience incluso antes de iniciar el entrenamiento —haciendo énfasis en que la nueva bacinilla que hay en el baño sólo es de él y hablando de lo maravilloso que será para él poder ir al baño por su cuenta como otros niños. Cree algunas respuestas estándar para que conteste a las preguntas que probablemente le plantearán sus compañeritos de juego. Concéntrese (y estimule al niño a concentrarse) en sus fortalezas en lugar de sus discapacidades. Por último, aliente a su hijo a ser lo más autosuficiente posible en cuanto al uso del baño. Si puede aprender a quitarse y ponerse sus propias prendas de vestir y llegar al baño con relativa facilidad, se sentirá como uno más del grupo, y su actitud convencerá a los demás de que así es.

por el suficiente tiempo como para lograr su cometido. Una vez más, estos retos significan que por lo regular es mejor esperar para entrenar al niño hasta que sea un poco mayor.

Existe la posibilidad de que una limitada actividad física, un tono muscular poco desarrollado o las medicinas tiendan a causar estreñimiento en el niño que sufre de perlesía cerebral, así que preste especial atención a la dieta de su hijo a medida que inicia el proceso para enseñarle a ir al baño. Cerciórese de que tome bastantes líquidos y que ingiera abundante fibra. A medida que el niño aprende a quitarse la ropa antes de sentarse en la bacinilla, facilítele el proceso vistiéndolo con ropas que tengan cierres de Velcro o elástico en la cintura. (Es probable que le sea más fácil quitarse la ropa estando acostado.) Puesto que le costará trabajo mantener erguida la espalda, deberá conseguirle una bacinilla especial que tenga apoyo posterior y en los lados. (Las bacinillas diseñadas para encajar en un rincón son muy útiles, puesto que el soporte para la espalda en ángulo recto permite al niño mantenerse en posición con los hombros hacia delante, la cadera en flexión y las rodillas abiertas.) Si su hijo tiene discapacidades severas, usted puede comenzar por sentarse en una silla y poner la vasija de la bacinilla acuñada entre sus rodillas. Coloque al niño en la bacinilla con la espalda contra usted y sosténgalo en posición hasta que orine o tenga una deposición. Más adelante, podrá pasar gradualmente a una bacinilla que tenga los respaldos adecuados.

¿SERÁ UN EFECTO SECUNDARIO? EL USO DEL BAÑO Y LOS MEDICAMENTOS

Sea cual sea el reto que su hijo con necesidades especiales enfrente, es importante considerar cómo el entrenamiento para ir al baño se ve afectado por los medicamentos que esté tomando. Los niños con espina bífida y otras condiciones podrían experimentar estreñimiento, diarrea, aumento de la liberación de orina, micción dolorosa y otros efectos secundarios debidos a la medicación. Si su hijo está tomando medicinas debido a su condición, hable con el pediatra acerca de sus efectos sobre la evacuación y cómo puede usted compensar dichos efectos.

◆ Espina bífida y lesiones de la columna vertebral

La espina bífida, las lesiones de la médula espinal o los tumores en la columna crean problemas para los niños pequeños similares a los de la perlesía cerebral, pero puesto que la mayoría de los niños con esta condición nunca desarrollan una conciencia de cuándo tienen que ir al baño, pocos pueden llegar a usar un inodoro a cabalidad. Usted, sin embargo, puede enseñarle a su hijo a eliminar la orina a través de un catéter de manera habitual así como a ir al baño para defecar en un horario regular. (Una dieta alta en fibra con muchos líquidos y comidas servidas a horarios fijos facilitará el proceso. A veces tendrá que recurrir a ablandadores de heces o incluso un supositorio o enema.) Puesto que a su hijo le costará trabajo quitarse la ropa, cómprele ropas que tengan cierres tipo Velcro y permítale acostarse para desvestirse de ser necesario.

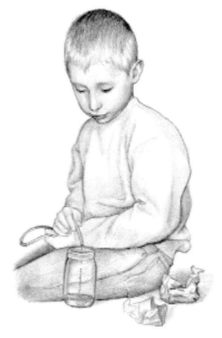

Puesto que muchos niños que tienen espina bífida y otras lesiones de la médula espinal nunca desarrollan una conciencia de cuándo necesitan usar el inodoro, usted puede enseñarle a su hijo a liberar la orina a través de un catéter e ir al baño para la evacuación de sus deposiciones de manera regular.

Los padres de niños con discapacidades físicas tales como perlesía cerebral o espina bífida pueden dedicarse tanto a la necesidad de buscar equipo especial o apoyo físico, que descuidan el aporte cognoscitivo y emocional que todos los niños necesitan para aprender a ir al baño efectivamente. No olvide, al tiempo que instala esa bacinilla especial en el baño, hablarle al niño acerca del uso de la misma y por qué es importante, dejarlo que le observe a usted y otros usar el baño, así como elogiarlo y recompensarlo cuando tiene el más pequeño acierto. Resístase a la tentación de renunciar a su empeño cuando el niño se niegue o proteste un poco, y permanezca firme en cuanto al horario o la rutina que ha creado —a menos que la experiencia se torne negativa y su hijo empiece a resistirse demasiado. Recuerde que su progreso en este campo es especialmente significativo si el mismo incrementa su confianza en sí mismo y lo prepara para otros retos. Bríndele toda la información, atención y apoyo que necesita para tener éxito.

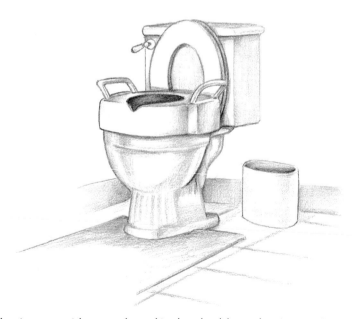

Un asiento especial que se adapte al inodoro de adultos es lo más conveniente para los niños en sillas de ruedas, facilitando el uso del mismo de manera independiente.

◆ **TRASTORNOS MENTALES Y DE CONDUCTA**

Su experiencia al enseñarle a usar el inodoro a un niño que tenga retos mentales, de conducta o de desarrollo dependerá en gran medida del temperamento particular del niño, de sus patrones de comportamiento o de condiciones coexistentes. En este campo, quizás más que en ningún otro, el conocimiento de los padres sobre las fortalezas, debilidades, tendencias e intereses de su hijo lo ayudarán a través del proceso tanto como cualquier guía general.

El entrenamiento para ir al baño puede ser particularmente difícil para los padres de niños que tienen trastornos mentales o de desarrollo o que tienen retos de conducta —incluyendo aquellos que sufren de autismo, síndrome alcohólico fetal (FAS, por sus siglas en inglés), trastorno de oposición desafiante (ODD, por sus siglas en inglés), y, en casos en qué se diagnostica a una edad tan temprana como ésta, déficit de atención con hiperactividad (ADHD, por sus siglas en inglés). Muchos niños con estas condiciones tal vez no estén lo suficientemente motivados o equipados para responder a los refuerzos sociales que surten tan buen efecto en otros niños ("¡Qué niño tan grande!"), aunque las recompensas pequeñas y tangibles tales como un caramelo o un juguete, pueden ser efectivas. A la mayoría les cuesta mucho trabajo ajustarse a cualquier cambio en su rutina. Algunos son particularmente sensibles al tacto y a otros estímulos sensoriales y se molestan por el frecuente quitarse y ponerse prendas de vestir, el contacto físico con un adulto y el entorno desconocido del baño. El simple hecho de captar el concepto del uso de la bacinilla puede ser complicado por el hecho de que algunos niños con estos trastornos de conducta no imitan por naturaleza el comportamiento de sus padres o compañeros, mientras que otros aprenden sólo a través de la simple imitación u otras demostraciones concretas y no verbales. Tales complicaciones en el proceso de entrenamiento significan que los esfuerzos iniciales pueden crear un alto nivel de frustración en su hijo y conducir a reacciones temperamentales, terquedad y negativa a cooperar.

Aun así, casi todos los niños con estas condiciones pueden aprender a usar el inodoro —aunque en algunos casos el proceso puede tardar un año o más. Como decíamos, su primer paso es determinar si el niño está listo para iniciar el entrenamiento. No hay sentido en comenzar hasta

EL EQUIPO APROPIADO: AYUDAS PARA PROMOVER EL ÉXITO DE SU HIJO

Actualmente existe un diverso surtido de ayudas para el inodoro dirigidas a niños con necesidades especiales.

• **Ropa.** Una de las formas más simples de facilitar la transición al uso del baño, como señalamos anteriormente, es proporcionarle al niño ropa que sea fácil de quitar y poner. Los cierres tipo Velcro, elásticos en la cintura y cremalleras frontales son más sencillos de manipular que los botones, cierres a presión o cierres en la espalda. Algunos padres les permiten a sus hijos estar en ropa interior durante el periodo inicial de aprendizaje para ir al baño, de tal modo que la ropa no se convierta en estorbo.

• **Bacinillas.** Hay bacinillas de diversos diseños que le dan soporte a su hijo y lo mantienen en la posición adecuada. Algunas se pueden ajustar a la estatura del niño y tienen apoya-brazos, taburetes para los pies, soportes altos o bajos para la espalda, una barra frontal para sostener al niño en su lugar, protectores para salpicaduras y ruedecillas con frenos. La mayoría se pueden usar en la ducha y algunas encajan en los inodoros corrientes. También hay bacinillas portátiles que se ponen planas al doblarlas y que cuentan con apoya-brazos y soporte acolchado para la espalda. Las bacinillas estilo cuña, que se deslizan a manera de orinal para cama debajo de las nalgas y la espalda del niño, son más convenientes para los niños que no pueden sentarse. Las bacinillas regulares también se pueden modificar en casa en ciertos casos, brindándole soporte adicional al niño a menor costo.

• **Sillas para adaptar al inodoro.** Existen sillas especiales de tamaño para niños que también se pueden adherir al inodoro de adultos. Las sillas elevadoras ayudan al niño a levantarse estando sentado para colocarlo en un inodoro, usando ya sea resortes, cuyo uso requiere de cierta fuerza en los brazos, o un mecanismo eléctrico que mueve la silla hacia arriba y hacia adelante. (El colocar barandas en la pared también ayudará al niño a elevarse a sí mismo.) Las sillas acolchadas, sillas con forma de plato con

◆   ◆   ◆   ◆

un espaldar más alto y lados elevados, apoya-brazos y respaldo para la espalda, ofrecen una mayor estabilidad mientras el niño está sentado en el inodoro. Las sillas que son ligeramente elevadas al frente mantendrán las piernas del niño aparte, y una silla en forma de herradura, recortada al frente, le podría permitir limpiarse a sí mismo. Hay a la venta pañitos y papel especial para limpiarse, así como otras ayudas para niños con movimientos limitados de los brazos o un alcance restringido. (Véase la sección de Recursos para saber dónde se consigue equipo especial para el baño.)

• **Acceso a silla de ruedas.** Para los niños que usan silla de ruedas, el acceso al inodoro es complicado. La puerta del baño debe ser lo suficientemente ancha como para permitir el paso de una silla de ruedas. Un inodoro para adultos con una silla adaptadora es más conveniente para estos niños, puesto que la transferencia de una silla de ruedas al inodoro se da casi al mismo nivel. Es mejor si la silla de ruedas puede entrar al baño y alinearse junto al inodoro sin tener que dar la vuelta. Los inodoros colgados a la pared, sin estructuras de soporte o tuberías en la base, permiten al niño posicionar su silla de ruedas adecuadamente para trasladarse al inodoro. Algunos de estos inodoros incluyen sillas acolchadas, controles remotos y mecanismo de lavado y secado que se activa mediante el contacto con la silla. Muchos de estos aditamentos también se pueden adherir a los inodoros regulares. Sea cual sea el tipo de inodoro que usted use, el asiento deberá tener entre 15 y 19 pulgadas de alto, y el espacio del piso que rodea al inodoro debe ser de 48 a 66 pulgadas.

Algunas sillas de ruedas vienen equipadas con sus propias bacinillas, lo que puede ser mejor al inicio del entrenamiento. El asiento acolchado de la silla de ruedas se retira dando paso a una silla de inodoro que hay debajo. La bacinilla removible se coloca en un estante instalado debajo de la silla.

◆   ◆   ◆   ◆

tanto ver que el niño puede permanecer seco por una hora o más a la vez, tiene deposiciones regulares, es consciente de que está por orinar o defecar y le desagrada el hecho de estar mojado o sucio. También es importante que lleve al niño al pediatra para que lo examine, puesto que puede correr un mayor riesgo de sufrir de estreñimiento o de heces flojas, lo que podría interferir con el entrenamiento.

Una vez que usted se decida a empezar, observe a su hijo y considere cuidadosamente los rasgos de carácter específicos, patrones de conducta y obstáculos que podrían impactar su proceso de aprendizaje. Si parece desagradarle entrar al baño, determine cuál es la causa de su incomodidad —¿el olor a desinfectante? ¿el piso frío? ¿el sonido al bajar el inodoro? — y cambie o neutralice estos factores en lo posible (cambie de limpiador, póngale calcetines al niño, aleje la bacinilla del ruidoso inodoro.) Si el niño no indica abiertamente la necesidad de orinar o defecar, ¿hace una pausa justo antes de evacuar o tiene otro tipo de conducta que le brinde a usted una pista? ¿En qué momentos o cuánto tiempo después de haber comido o bebido suele orinar o defecar? ¿Qué comidas, juguetes u otros objetos le generan mayor entusiasmo? (Éstos pueden usarse como recompensas tangibles durante el aprendizaje para usar el inodoro, lo que podría ser más efectivo que el elogio.) ¿Cómo aprende mejor —mediante una demostración física firme pero gentil (ser colocado en la bacinilla a horas regulares), una rutina formal que contenga una serie de pasos simples y predecibles (explicaciones verbales reiteradas, mediante ilustraciones o anotaciones en una tabla), o comentarios y charlas espontáneas que le den información sin fomentar la resistencia?

Una vez que haya hecho los ajustes necesarios en el medio ambiente de su hijo y en su estilo de enseñanza, es hora de comenzar a trabajar para lograr su primer éxito. Algunos padres prefieren iniciar el proceso de entrenamiento con el uso real de la bacinilla —colocando al niño en la bacinilla en un momento oportuno y recompensándolo cuando la use. Otros —particularmente aquéllos que tengan un niño que se resista a entrar al baño— tal vez prefieran concentrarse primero en los pasos preliminares. Podrían empezar por recompensar al niño por haber entrado al baño, después por acercarse a la bacinilla o al inodoro, después por sentarse en el mismo y, finalmente, por usarlo. Para facilitar este proceso y evitar la cercanía física a la que su niño podría resistirse,

RESISTENCIA EXTREMA: NIÑOS CON TRASTORNOS DE OPOSICIÓN DESAFIANTE

La palabra *resistencia* adquiere un significado enteramente nuevo cuando se trata de un niño que sufre de trastorno de oposición desafiante. Como usted sabrá si su hijo ha sido diagnosticado con esta condición, la nueva rutina relativamente rígida que el entrenamiento para usar el inodoro necesariamente exige, es justo el tipo de situación que tiende a generar una batalla. Sin lugar a dudas, usted tendrá que ajustar su programa de entrenamiento específicamente a las necesidades de su hijo. La colocación física del niño en la bacinilla, los recordatorios frecuentes de ir al baño y otros métodos que comprenden imponer una rutina en el niño, no funcionarán en su caso, incluso si han sido usados con gran éxito por otras familias.

La clave del entrenamiento para usar el inodoro en un niño que sufre de este tipo de trastorno, descansa en ajustar la rutina de tal modo que el uso del baño parezca en lo posible la idea del propio niño, no la suya. Permítale contribuir y ayudar a diseñar su "plan de lección". Entre más control sienta el niño que tiene, menos propenso será a resistirse. También le gustará que se le repita a menudo que su bacinilla le pertenece a él y a nadie más, y que sus éxitos significan que ha logrado algo por sí mismo en lugar de complacerle simplemente a usted.

Para obtener más ideas sobre cómo evitar la resistencia, repase el Capítulo 6, así como la lista de consejos que se dan a continuación.

• **No le dé mucha importancia.** Los niños que sufren del trastorno de oposición desafiante se ajustan mejor al entrenamiento para usar el inodoro cuando este se presenta de manera casual y como algo interesante que el niño tal vez quiera intentar. Mencione que algunos de sus amigos usan la bacinilla y pregúntele si quiere intentarlo.

- **Déle la posibilidad de elegir.** Comente que a algunos niños les gusta tener una tabla donde colocan estrellitas o calcomanías cada vez que usan la bacinilla adecuadamente, y que otros prefieren un caramelo como recompensa. Pregúntele cómo le gustaría ser recompensado por sus logros con la bacinilla. Déjelo escoger entre usar una bacinilla o el inodoro, entre los baños del primero o del segundo piso y entre pañales, pantaloncitos de entrenamiento o ropa interior al acostarse.
- **Permita que él escoja las recompensas.** Su hijo podría responder bien a una tabla que él pueda revisar por sí mismo, o al uso de una bolsa con regalitos entre los cuales él pueda escoger después de haber usado la bacinilla correctamente.
- **Fomente la auto-conciencia.** Aliente a su hijo a empezar a notar por su cuenta cuando necesita usar el baño, mientras usted también lo observa de modo privado.
- **Ofrézcale su ayuda.** Pregúntele si quiere que usted lo dirija al baño, le haga recordatorios verbales o le dé una señal (aplaudir, tocar una campanita) en los momentos indicados.
- **Evite los enfrentamientos.** Si el niño evidentemente necesita usar el inodoro pero se niega a hacerlo, no discuta con él, no lo amenace ni le dé una respuesta a la que él pueda reaccionar.

contemple la idea de permitirle que se quede en ropa interior al principio, o incluso que no use nada de la cintura para abajo. El manipular las prendas de vestir puede enseñarse casi al final del proceso, una vez que el niño haya aceptado la rutina del baño como parte de su día.

Es probable que su hijo se resista a adoptar este nuevo hábito. Sin embargo, es importante insistirle —de modo firme pero natural— que lo intente. Cuando se presenten accidentes, manifieste su desaprobación, pero no castigue ni critique al niño por haber cometido un error. Si el niño tiene dificultades verbales, procure usar siempre

Trate de hacer un comentario informal de cómo un accidente arruinará el récord de hoy o bien diga "Yo tengo que ir al baño" y diríjalo mediante el ejemplo. Si el niño tiene una rabieta, cambie el tema o salga de la habitación hasta que él se calme.

• **Haga una pausa si es necesario.** Si la resistencia de su hijo escala más allá de la capacidad suya para aceptarla, deje el entrenamiento para ir al baño por un tiempo hasta que se desvanezca el conflicto. No hable del asunto después ni critique al niño por su "fracaso". Tenga la certeza de que él pensará en lo que pasó y traerá el tema a colación cuando esté listo. Cuando lo esté, siga las pautas del niño.

• **Elogie y admire al niño.** Aunque tal vez no lo demuestre, su hijo está muy consciente de la aprobación y el aprecio que usted le demuestre. Elógielo mucho por cada pequeño éxito, sin olvidar los abrazos y besos.

• **Deje que aprenda de la experiencia.** Si el niño ha tenido un accidente, hágale notar con calma que está mojado y pida que le ayude a limpiar (de un modo agradable e incitante). Si le ayuda —o hace algo que sea positivo— concéntrese en su logro en lugar del accidente.

◆   ◆   ◆   ◆

instrucciones sencillas tales como "¡Mojado! ¡No!" A medida que hace avances en el uso de la bacinilla —tal vez motivado en su mayoría por la perspectiva de una golosina o regalito tangible— el apego del niño a la rutina comenzará a funcionar en su favor. Confiará en ir al baño a horas predecibles y hasta podrá molestarse si no lo hace. Hasta tanto eso ocurra, usted deberá recordarse lo difícil que este paso fundamental es para el niño. También debe tratar de encontrar apoyo para usted misma a medida que busca la paciencia necesaria para tener éxito. Tanto usted como su hijo se están embarcando en una tarea evolutiva muy difícil.

◆ Retardo mental y trastornos en el desarrollo

La mayoría de niños con demoras en el desarrollo, retardo mental o trastorno penetrante del desarrollo (por ejemplo autismo) pueden ser entrenados para ir al baño, aunque el tiempo que se requiere para alcanzar el éxito oscila entre unos pocos meses a un año o más. El proceso se facilita a medida que su hijo alcanza al menos un nivel mínimo de habilidad verbal, es capaz de manipular su ropa (quizás con un poco de ayuda de su parte), y muestra conciencia de la necesidad de ir al baño. A medida que usted le presenta al niño el concepto del uso de la bacinilla, procure simplificar al máximo sus explicaciones. Comience por revisar el estado de su pañal o pantalones interiores cada hora más o menos y hacerle un comentario de una sola palabra que no implique juicio ni crítica cuando esté mojado ("¡Mojado!"). Sacuda la cabeza y después de cambiarlo, sonría y diga "¡Seco!" Si las destrezas verbales del niño son muy limitadas, puede reemplazar las palabras *mojado, seco, bacinilla, tener que ir al baño* y otras palabras afines por un gesto o señal. Comience por llevarlo al baño cuando usted vaya a usarlo. Cuando termine, sonría y diga "¡Seco!" y súbase los pantalones. De ser posible, también haga que su hijo observe cómo usan el baño otros niños. Tal vez haga la conexión entre sí mismo y otro niño más fácilmente que entre sí mismo y usted. Cuando haya terminado y se haya vestido, demuéstrele lo bien que se siente y dígale: "¡Seco!" Si el niño tiene una muñeca o animal de peluche favorito, úselo para jugar a la "bacinilla", demostrándole nuevamente cómo se usa la misma.

Cuando el niño esté listo para empezar a usar la bacinilla, comience por colocarlo en la misma a horas regulares —con bastante frecuencia al comienzo (tan a menudo como lo revisaba antes para ver si estaba mojado) y después bajando la frecuencia gradualmente y fijando la rutina a las horas en que normalmente evacúa. Procure mantenerlo en la bacinilla por cinco a diez minutos a la vez —haciéndole compañía, leyéndole, poniendo cintas de música para niños o recurriendo a otros métodos para que permanezca quieto por el tiempo suficiente como para lograr su cometido. Una vez que orine en la bacinilla, sonríale y diga "¡Pipí!" (o la palabra que haya elegido para este evento). Ayúdelo a limpiarse con papel higiénico y después elógielo con un entusiasta "¡Seco!" y déle un regalito. Las recompensas comestibles suelen ser muy efectivas y pueden ir suspendiéndose una vez que el niño ha sido entrenado. Eventualmente, y con la suficiente repetición, el niño entenderá la conexión.

Los niños que sufren de retardo mental o demoras en el desarrollo aprenden mejor a ir al baño dando un paso a la vez. No pretenda que su hijo aprenda a indicarle o anunciarle su necesidad de ir al baño, bajarse los pantalones, usar la bacinilla, limpiarse y lavarse las manos todo a la vez, como otros niños de su edad podrían hacerlo. El entrenamiento para usar el inodoro funciona mejor si usted se concentra primero en el acto como tal de evacuación y más adelante aborda las demás destrezas. Es más importante mantener motivado al niño que alcanzar un éxito instantáneo.

SÓLO PARA PADRES: APOYO PARA USTED

Ninguna guía general puede brindarle toda la información necesaria ni darle el apoyo relativo al entrenamiento para usar el inodoro que un niño con necesidades especiales requiere. Usted encontrará una gran cantidad de ayuda y consejo en sedes electrónicas especializadas, en libros relativos a la condición de su hijo y en grupos para padres y otros grupos de apoyo que se enfocan en las necesidades tanto suyas como del niño. Varias de estas fuentes de apoyo se listan en la sección de Recursos al final de este libro. Antes de empezar a entrenar a su hijo para usar el baño, es su deber consigo misma establecer contacto con algunas de estas organizaciones y expertos. No sólo usted podrá experimentar un proceso de entrenamiento más exitoso y breve, sino que sentirá mayor confianza y serenidad como resultado.

◆ MEJOR CADA DÍA

No hay duda de que el enseñarle a un niño con necesidades especiales a usar el inodoro es un reto a largo plazo. Pero, incluso más que en el caso de otros niños, las recompensas son enormes. Su hijo no sólo se regocijará con su nueva habilidad de cuidarse a sí mismo de este modo tan importante —y la rutina suya se simplificará como resultado— sino que a medida que el niño crece se le abrirán muchas más oportunidades. Es más probable que un niño con necesidades especiales sea aceptado o promovido en un jardín preescolar o guardería si ya sabe usar el inodoro. Ciertas escuelas o centros de tratamiento residencial aceptarán a su hijo sólo si está entrenado para ir al baño. Si su hijo desea cierta forma de vida independiente como adulto, el control de la vejiga y de los intestinos es imperativo. Incluso al margen de estos beneficios directos, la autoconfianza que su hijo cosecha de esta nueva habilidad de atender a las necesidades de su cuerpo, se expresará a sí misma en muchos otros aspectos de su vida. Al ver que puede alcanzar una meta, mantener una rutina y ser en algunos aspectos como los demás niños de su edad, será capaz de tomar su lugar en la sociedad con mayor optimismo y un porvenir más brillante en general.

CAPÍTULO 8

Cuando el niño moja la cama

❖ ❖ ❖ ❖

Para Lisa y Roberto, padres de Eva de cuatro años de edad, el proceso de enseñarle a la niña a usar el inodoro un año atrás no había sido nada fácil. Sus frecuentes desacuerdos sobre qué rutinas y refuerzos eran más efectivos para Eva, complicaron el proceso más de la cuenta y retrasaron el progreso de la niña. Fue un alivio para ambos cuando Eva empezó a estar seca de manera confiable durante el día y ya no hubo más discrepancias al respecto. Pero ahora, a medida que la niña se acercaba a su quinto cumpleaños, la ansiedad de Roberto volvía a aumentar. Se quejaba ante Lisa de que Eva seguía mojando la cama, por lo regular dos o tres veces a la semana. Ninguno de los padres de los amiguitos de Eva decían tener este problema. Roberto sentía que la actitud relajada de Lisa —especialmente el permitirle a la niña que usara pantaloncitos de entrenamiento en la noche— era la principal razón de lo que él llamaba la "pereza" de Eva. Insistía, con mayor vehemencia a medida que su hija crecía, que la niña debía usar ropa interior en la noche, cambiar sus propias sábanas cuando mojara la cama y quedarse sin postre al otro día de haber tenido un "accidente" nocturno.

La reacción de Roberto surgía de una genuina inquietud sobre si Eva estaba desarrollándose normalmente y ejerciendo la autodisciplina acorde con su edad. Aun así, su intranquilidad se basaba en una serie de conceptos erróneos pero comunes en torno al hecho de mojar la cama —su frecuencia entre niños de cuatro años de edad y sus causas e implicaciones con respecto a la autodisciplina. Roberto no entendía, por ejemplo, que aunque la mayoría de niños aprenden a usar bien el inodoro durante el día entre los dos y los cuatro años de edad, un gran número son *incapaces* de permanecer secos a través de la noche sino hasta que tienen cinco años o más. Existen razones totalmente comprensibles para ello. Entre las causas más comunes de que un niño pequeño moje la cama figuran las siguientes:

- Una vejiga que no se ha desarrollado por completo como para retener la orina durante toda la noche.
- La incapacidad del niño para reconocer que tiene la vejiga llena mientras duerme y despertarse a tiempo para usar el inodoro
- Una reacción a cambios o tensiones en el hogar (tal como la llegada de un nuevo bebé, una mudanza o un divorcio) o en la escuela (tal como dificultad para ajustarse a un nuevo ambiente o presión académica o social)

La suposición de Roberto y Lisa de que ninguno de los amigos de Eva mojaba la cama de noche probablemente también era equivocada. Los padres de niños de cuatro y cinco años pueden ser mucho menos abiertos con respecto al hecho de que sus hijos mojen la cama de lo que suelen ser con respecto a las peripecias del entrenamiento para usar la bacinilla al inicio. Lo más probable es que muchos, si no la mayoría de los amiguitos de Eva, mojaran la cama de vez en cuando, pero sus padres no querían avergonzarlos en público ni admitir su supuesto "fracaso" al comentar estos incidentes. Puesto que el mojar la cama sigue teniendo cierto estigma para muchas personas, los padres pueden no estar conscientes de las experiencias de otros niños en este sentido y asumir que su hijo es el único que tiene ese problema.

¿HAY OTROS NIÑOS QUE MOJAN LA CAMA?

Un gran porcentaje de niños menores de cinco años experimentan incontinencia (incapacidad de controlar la orina). A partir de los cinco años, el número comienza a disminuir. Alrededor de un 10 por ciento de los niños de cinco años, un 5 por ciento de los niños de 10 años y un 1 por ciento de los individuos de 18 años, experimentan incontinencia ocasional. Tales accidentes son casi el doble de comunes entre niños que entre niñas, y orinarse en la cama ocurre más a menudo que los accidentes diurnos.

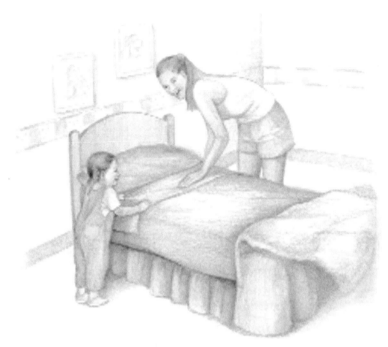

Evite darle mucha importancia a los accidentes nocturnos. En cambio, ofrézcale a su hijo apoyo y confianza. También puede alentarlo a que le ayude a cambiar las sábanas y a recoger las cosas después del incidente.

Otro concepto erróneo muy común acerca del mojar la cama entre los cuatro y cinco años de edad, es que se trata de un asunto de carácter moral relacionado con la autodisciplina y el respeto por sí mismo y los demás. La tendencia de un niño a hundirse más en las cobijas cuando se despierta con la vejiga llena en lugar de ir hasta el baño, podría deberse a su incapacidad de permanecer despierto lo suficiente como para levantarse de la cama, su temor de enfrentarse al pasillo oscuro para llegar al baño en medio de la noche o algún otro motivo. Pero sea cual sea la causa, no se trata de una infracción moral que merezca un castigo severo. Incluso en el caso de un niño pequeño que es capaz de despertarse para ir al baño pero decide no hacerlo, su negativa probablemente se debe a la falta de previsión o a temores propios de su edad, y no a una señal de pereza.

HÁGASE LA PREGUNTA

¿Por qué le molesta tanto que su hijo moje la cama?

Muchos adultos recuerdan lo que era despertarse en medio de la noche, sentir la cama mojada y tambalearse hasta la habitación de sus padres para contarles lo que pasaba. El recuerdo de tal experiencia trae a la mente una mezcla de emociones, incluyendo confusión, consternación, turbación e incluso vergüenza. Como padres, no sólo podemos experimentar la natural molestia y frustración cuando un hijo nos despierta para reportarnos un accidente más, sino que a la vez podemos revivir experiencias desagradables de la niñez que intensifican nuestros sentimientos de manera inesperada. En tales casos podemos sorprendernos a nosotros mismos con el tipo de comentarios que hacemos; comentarios hirientes que tal vez escuchamos de niños, y, en nuestro estado de somnolencia, repetimos sin pensar.

Es importante entender que ahora sabemos, a diferencia de nuestros padres hace veinte o treinta años, lo dolorosos y hasta nocivos que tales comentarios pueden ser: "¡Qué asqueroso!

Puesto que la resistencia natural a la presión paterna puede ser otra razón del por qué los niños que saben ir al baño de día no son capaces de estar secos en la noche, es muy importante que los padres no le den mayor importancia a estos incidentes. Su hijo necesita de su apoyo cariñoso y comprensión para poder evitar la vergüenza y ansiedad que tan a menudo siente un niño que moja la cama. El insistirle delicadamente al niño que le ayude a cambiar las sábanas en la noche o en la mañana, podría ser un aliciente para que la próxima vez haga el viajecito hasta el baño. El colocar una cubierta ó paño impermeable sobre la sábana, y colocar otra cubierta impermeable con otra sábana debajo a modo de capas, hará que usted sólo tenga que quitar la primera cubierta para que la cama del niño quede seca a mitad de noche y esto le ayudará a controlar sus emociones. Si los accidentes continúan, puede

◆   ◆   ◆   ◆

¡Quítate esa pijama ya mismo!" "¿En qué estabas pensando? ¿Cómo pudiste hacer eso?" y "¿Otra vez? Pues esta vez te tocará dormir con las sábanas mojadas". Los mensajes negativos pueden penetrar en la psiquis del niño, conduciendo en muchos casos a un sentido general de vergüenza y baja autoestima.

Si nota que a menudo siente enojo, repulsión o resentimiento excesivos por el hecho de que el niño moje la cama, sería útil que pensara cuál fue su experiencia en este sentido. ¿Cómo enfrentaban sus propios padres este tipo de incidentes? ¿Cómo intentaron enseñarle a no mojarse en la noche? ¿Resultaban los accidentes nocturnos en castigo, humillación o enojo por parte de sus padres y burlas de sus hermanos? Si siente que sus experiencias le impiden responder de una forma más racional, contemple la idea de retirarse de la escena y pedirle a su cónyuge o pareja que se encargue del asunto. También puede enseñarle a su hijo a cambiarse su propia pijama y colocar una toalla sobre las sábanas hasta la mañana, o bien alentarlo a usar pantaloncitos de entrenamiento hasta tanto le sea más fácil permanecer seco en las noches.

sugerirle al niño que use pantaloncitos de entrenamiento a la hora de dormir, siempre y cuando su hijo no se sienta insultado o avergonzado por la sugerencia. Mientras tanto, tenga la certeza de que el niño irá dejando de mojar la cama a medida que su cuerpo madure. Para cuando llegan a la adolescencia, casi todos los niños han superado este problema.

◆ MOJAR LA CAMA A CUALQUIER EDAD: QUÉ TENER EN CUENTA

Es raro que un niño menor de tres años haya aprendido a estar seco toda la noche de manera constante. Esto es más común entre las edades de cuatro y cinco años, pero en muchos casos, no llega a lograrse sino hasta que el niño está en la escuela elemental. Incluso en años posteriores, particularmente durante épocas de estrés, los "accidentes" nocturnos pueden ocurrir. No obstante, hay ocasiones en que el mojar la cama no es simplemente parte de la vida cotidiana sino un síntoma que requiere de atención.

Si un niño de *cualquier edad* que ha concluido el entrenamiento para ir al baño desde hace seis meses o más vuelve a mojar la cama de repente, sus padres deben hablar con el pediatra. La ocurrencia repentina de esta situación puede ser indicativo de un problema médico tal como infección de la vejiga o de los riñones, diabetes, estreñimiento o defectos en el sistema urinario del niño (véase el Capítulo 6). Aún cuando menos de un 1 por ciento de los niños que mojan la cama llegan a tener una enfermedad o defecto, es importante descartar esta posibilidad antes de indagar otras opciones. En la mayoría de los casos, cuando una enfermedad o defecto es la causa, se presentan otros síntomas como los siguientes:

- Cambios en la cantidad y la frecuencia en que el niño orina durante el día
- Molestias al orinar
- Un esfuerzo al orinar fuera de lo corriente
- Un hilo de orina muy pequeño o delgado, o un gotereo constante o que se presenta justo después de haber orinado
- Orina turbia o rosada, o manchas de sangre en su ropa interior o en su pijama
- Mojarse los pantalones tanto de día como de noche
- Ardor al orinar

El hecho de que el niño comience a orinar la cama repentinamente también puede ser una señal de estrés emocional, problemas emocionales o abuso físico o sexual. Si sospecha que alguno de estos asuntos pueden estar detrás de los accidentes nocturnos del niño, es de vital importancia compartir esta información con su pediatra. Éste sabrá qué preguntas hacerle al niño para comenzar a explorar tales posibilidades.

◆ MOJAR LA CAMA DESPUÉS DE LOS CINCO AÑOS: CAUSAS FÍSICAS Y EMOCIONALES

Un niño que no ha desarrollado el control nocturno de la vejiga para cuando tiene seis años de edad —punto en el cual su condición es calificada como *enuresis primaria*— podría estar experimentando un problema físico tal como obstrucción de la vejiga o uretra, una vejiga sobreactiva o poca capacidad de la vejiga. En algunos casos, la incapacidad contínua de permanecer seco durante la noche tiene causas hormonales tales como una producción insuficiente de la hormona antidiurética (ADH, por sus siglas en inglés), lo que retarda la producción de orina. Tales condiciones tienden a darse en familias, así que es conveniente repasar el historial médico suyo y de su cónyuge al considerar estas posibilidades.

Si el problema de su hijo de mojar la cama no empieza a disminuir hacia los seis años de edad, pida una cita con el pediatra. Comuníquele todos los síntomas que ha observado. El médico le hará varias preguntas dirigidas a identificar o eliminar una diversidad de condiciones médicas, incluyendo éstas:

* ¿Ha habido tendencia en su familia a mojar la cama?
* ¿Qué tan a menudo orina el niño y a qué horas del día?
* ¿En qué circunstancias moja el niño la cama? ¿Ha estado muy activo, molesto o bajo mucho estrés cuando esto ocurre?
* ¿Tiende a mojar el niño la cama después de haber tomado bebidas gaseosas, jugos cítricos o mucha agua?
* ¿Hay algo raro en la forma en que el niño orina o en el aspecto de su orina?

Incluso en caso de que haya problemas o retrasos físicos, la micción en la cama suele disminuir de manera natural. El control o la capacidad de la vejiga podría incrementarse, una vejiga sobreactiva podría comenzar a funcionar más eficientemente y la producción de la hormona andiriurética podría normalizarse. Sin embargo, si el pediatra sospecha que su hijo tiene problemas más significativos, podría ordenar exámenes adicionales tales como un ultrasonido de los riñones o de la vejiga. De ser necesario, recomendaría que su hijo vea a un urólogo pediátrico, que está especialmente capacitado para tratar los problemas urinarios de los niños. Existen medicamentos, ejercicios especiales y otras estrategias para ayudar a los niños a estar secos de modo consistente. Su hijo superará mejor esta fase con el apoyo de expertos en el campo.

En algunos casos, ocurre que un niño en edad escolar *retorna* al hábito de mojar la cama después de haber permanecido seco por más de seis meses. En este caso, es importante hacer que lo examine el pediatra. Como comentamos anteriormente en este capítulo, una reanudación repentina del orinarse en la cama puede ser indicativo de una infección de la vejiga o los riñones, estreñimiento severo o incluso diabetes, lo cual amerita una atención inmediata.

Las perturbaciones emocionales son otra causa de una nueva tanda de incidentes nocturnos. Muchos niños mojan la cama cuando comienzan a ir a la escuela. La mudanza a una nueva casa o la llegada de otro hermanito son otros detonantes de los accidentes nocturnos. Su hijo podría estar experimentando presión académica o conflictos sociales, o tal vez esté reaccionando al estrés en el hogar. Los niños que han sido víctimas de maltrato físico o abuso sexual también suelen retornar al hábito de mojar la cama. Si sospecha que el estrés o cualquier otro asunto emocional está detrás de los "accidentes" del niño, hable con él al respecto. Al ayudarle a solucionar los problemas que están perturbándolo, no sólo lo apoyará emocionalmente sino que tal vez también le haga dejar de mojar la cama. Si nota que no está respondiendo a sus intentos por ayudarlo, considere obtener ayuda profesional antes de que el problema adquiera mayores dimensiones.

◆ SECO EN LA NOCHE: TÉCNICAS, HERRAMIENTAS Y MEDICINAS QUE PUEDEN USAR LOS PADRES

El entrenar a un niño a no mojar la cama difiere fundamentalmente del aprendizaje diurno para usar el inodoro en que lo primero no está bajo el control del niño. Si su hijo tiene la capacidad de seguir dormido sin importar lo que pasa a su alrededor —no reacciona cuando usted lo mueve de un lugar a otro o hace mucho ruido en su presencia— también podría dejar de responder a la señal nocturna de su cuerpo de que tiene la vejiga llena. Si su vejiga no se ha desarrollado por completo, podría rebosarse incluso si lo despierta un ratito antes de que usted se acueste

INQUIETUDES SOCIALES:
"¿Y QUÉ PASA SI ME LO HAGO ENCIMA?"

Cuando su hijo tenía dos o tres años, probablemente no le inquietaban mucho sus accidentes nocturnos. Sin embargo al crecer y entrar al jardín preescolar o a kindergarten, su creciente conciencia social y deseo por encajar entre sus compañeros, pueden llevarlo a tener sentimientos de incomodidad, turbación e incluso retraimiento a medida que su problema de mojar la cama continúa. Si su hijo en edad escolar sigue batallando con el control de la vejiga, es importante tener en cuenta sus sentimientos al hablar del problema con él, con miembros de la familia y con el pediatra. Cuando sea posible, permítale decidir a quién contarle lo que pasa y dejar que lo describa en sus propias palabras. Pídale permiso antes de divulgar esta información a alguien más y establezca una regla entre hermanos y amigos de no burlarse del niño por este motivo. Interfiera cuando el niño sea invitado a dormir en la casa de un amiguito, a acampar o a otras actividades en las que tenga que pasar la noche fuera de casa. (Si el niño aún no se siente seguro de correr el riesgo, dé una excusa en nombre de su hijo, como otro compromiso ese fin de semana.) Y lo más importante de todo: cerciórese de que el niño entienda que el mojar la cama no es su culpa. En la mayoría de los casos, sus accidentes nocturnos se deben al hecho de que es físicamente *incapaz* de controlar la vejiga. Con paciencia y ayuda, esta situación terminará por pasar.

para que vaya al baño. Si el niño está experimentando un problema físico, una condición médica o un problema emocional, la sequedad en la noche probablemente no ocurrirá sino hasta que el asunto subyacente haya sido resuelto.

Por tal motivo, al enfrentar el hecho de que el niño moje la cama, hay que tomar todos los pasos prácticos posibles para *prevenir* los accidentes nocturnos, haciendo que el proceso de limpieza cause la menor perturbación posible al niño y centrándose en que tanto usted como su hijo mantengan el ánimo en alto a medida que esperan que la naturaleza siga su curso. A continuación hay algunas técnicas que han sido efectivas para muchos padres al apoyar a sus hijos durante este difícil período.

• **Proteja la cama y recubra el colchón.** Coloque encima del colchón del niño una cubierta impermeable, cubra esta cubierta con una sábana y luego coloque otra cubierta forrada con otra sábana. De tal modo, si su hijo moja la cama a las cuatro de la mañana, tan sólo será cuestión de quitar la sábana y la cubierta de arriba para poder volver a acostarse.

• **Pídale a su hijo que le ayude.** Anime al niño a ayudarle a cambiar las sábanas y el cobertor mojados. Esto le enseñará responsabilidad. A la vez, podrá ahorrarle al niño la vergüenza de que los demás miembros de la familia sepan que mojó la cama. Sin embargo, evite a toda costa darle a esto un tono de castigo. El castigar al niño por mojar la cama probablemente hará que se resista, lo que incrementa en lugar de reducir este hábito.

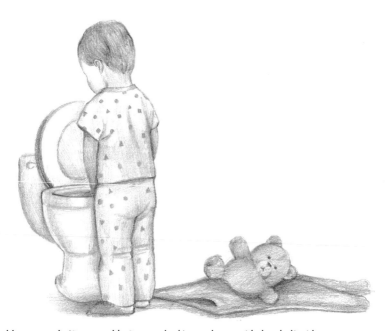

Haga que el niño vaya al baño y no le dé grandes cantidades de líquidos antes de que se acueste para prevenir los accidentes nocturnos.

• **Establezca la regla de que nadie se burle del niño.** No permita que ningún miembro de la familia, especialmente los hermanos, se burlen del niño por mojar la cama. Explíqueles que su hermano o hermana no moja la cama a propósito. Si evita darle tanta importancia al asunto cada vez que ocurre, los demás miembros de la familia podrían dejar de hacer tantos comentarios.

• **Tome ciertos pasos antes de que el niño se acueste.** Pídale a su hijo que use el inodoro y que evite tomar grandes cantidades de líquidos antes de acostarse. No le dé bebidas gaseosas.

• **Trate de despertarlo para que vuelva a usar el inodoro** justo antes de que usted se acueste, si el niño ya lleva durmiendo una hora o más.

• **Ponga un reloj despertador.** Si el niño suele mojar la cama a una hora determinada, cómprele un reloj despertador y colóqueselo para que suene media hora antes de ese momento. De ese modo, podrá despertarse, ir al baño y volver a su camita seca. Con el tiempo, aprenderá a tener un sueño más ligero, de tal modo que podrá controlar su vejiga y levantarse por su propia cuenta para usar el inodoro.

• **Instale una lucecita nocturna en su alcoba.** Una lucecita podría ayudarle a su hijo a enfrentar el temible viaje hasta el baño en la noche.

• **Hágale saber que puede contar con usted.** Dígale a su hijo de modo explícito que, si necesita ayuda para levantarse e ir al baño en medio de la noche, puede llamarlo a usted.

• **Mantenga una bacinilla cerca.** No es necesario tener la bacinilla en el baño. Es posible que su hijo pueda llegar hasta la bacinilla si ésta se encuentra a pocos pasos de su cama.

• **No se deshaga de los pantaloncitos de entrenamiento.** Incluso si su hijo se niega a usar pantaloncitos de entrenamiento cuando comience a acertar en el uso del baño durante el día, es posible que cambie de opinión más adelante a medida que se suceden accidentes nocturnos. Mantenga a la mano una provisión de pantaloncitos de entrenamiento y déle al niño la oportunidad de cambiar de opinión sin avergonzarlo.

• **Recompénselo** por pasar las noches "secas" con elogios, calcomanías para su tabla de logros u otros regalitos, pero no lo castigue por las veces en que se moja.

Si usted ha seguido todas estas pautas por un lapso de uno a tres meses y su hijo aún no es capaz de estar seco durante la noche, su pediatra podría recomendar el uso de una alarma especial. (Tales alarmas por lo regular se recomiendan en niños de siete años en adelante.) Cuando el artefacto percibe orina, hace sonar una alarma, con la intención de que su hijo se despierte y vaya al inodoro. Si se usa tal como se indica, el aparato detectará la humedad de inmediato y hace accionar la alarma. Verifique que su hijo vuelva a poner la alarma antes de acostarse de nuevo.

Estas alarmas se venden en la mayoría de farmacias y cuestan entre $50 y $70. Su efectividad para curar la condición está entre el 50 y el 70 por ciento, aunque algunos niños ocasionalmente recaen cuando dejan de usarla. Las alarmas tienden a ser más útiles cuando los niños están comenzando a tener noches secas y ya tienen cierto control de la vejiga por su cuenta.

Si, después de cuatro a seis meses de usarla, la alarma que detecta humedad no soluciona el problema, su pediatra podría recetarle una medicina oral. La medicación suele ser el último recurso y no se recomienda para niños menores de cinco años. Aunque puede ser útil para niños mayores, todos los medicamentos tienen efectos secundarios. De cuatro a cinco por ciento de niños reciben ayuda de estos medicamentos. Existen distintos tipos de medicamentos para este fin. El pediatra hablará con usted de las opciones que tiene, de ser necesario.

"¿SURTIRÁ EFECTO?": EVITANDO TRATAMIENTOS QUE NO HAN SIDO PROBADOS

Puesto que el mojar la cama es un problema tan común, hay muchos programas de tratamiento y artefactos que se anuncian por correo y que garantizan ser la cura. Tenga cuidado, ya que muchos de estos productos hacen falsas promesas y pueden ser costosos. Su pediatra es la mejor fuente de consejo y debe recurrir al mismo antes de que su hijo inicie cualquier programa de tratamiento.

Aun después de haber ensayado todos estos métodos por varios meses seguidos, es posible que su hijo no responda a ningún tratamiento. Esto no es culpa del niño —¡es probable que quiera dejar de mojar la cama tanto como usted lo ansía!— y el mejor modo de apoyarlo es dándole la confianza que tanto necesita. A medida que espera a que su cuerpo madure hasta el punto de dejar de mojar la cama, trate de enfocarse más en otras áreas de la vida del niño en las que claramente tiene éxito. Si usted cree que otra causa distinta a la de un lento pero normal desarrollo fisiológico está afectando al niño, vuelva a hablar con el pediatra o con un profesional de salud mental. De lo contrario, es importante para la autoconfianza y el bienestar emocional de su hijo saber que ustedes como padres están orgullosos de todos sus logros y que no lo definen simplemente por este único aspecto en el que está batallando.

Preguntas y Respuestas

¿POR QUÉ PASA ESTO?

P: *¿Mojar la cama sigue una tendencia familiar?*

R: Las investigaciones han mostrado que el mojar la cama es claramente una tendencia que hay en determinadas familias. Un estudio del año 1995 realizado en Dinamarca definió al cromosoma 13 como el gen responsable, al menos en parte, de la incontinencia en niños. Otros genes aún sin identificar también podrían estar involucrados. Los expertos estiman que si ambos padres mojaban la cama de pequeños, un niño tiene un 80 por ciento de posibilidades de sufrir de incontinencia nocturna.

P: *Mi hija de ocho años de edad nació extremadamente prematura. ¿Tiene esto algo que ver con el hecho de que siga mojando la cama?*

R: El hecho de seguir mojando la cama de modo continuo más allá de los seis años de edad puede ser el resultado de problemas fisiológicos, hormonales o de desarrollo. Ya que un niño extremadamente prematuro corre mayor riesgo de tener dificultades en el desarrollo, es factible que el hecho de que la niña moje la cama sea resultado de su prematurez. Sin embargo, es más probable que sencillamente haya heredado la tendencia a mojar la cama y la hubiera tenido habiendo nacido o no prematuro. Es importante que lleve a la niña a que la examine el pediatra para determinar la causa de que siga mojando la cama. En muchos casos, los niños terminan por superar la condición, incluso cuando es heredada. Sin embargo, es importante eliminar la posibilidad de algún defecto o demora al intentar tratar un problema como éste.

CAPÍTULO 9

El niño autosuficiente

◆ ◆ ◆ ◆

Si usted es como la mayoría de padres, le encantará saber que su hijo ha concluído exitosamente el proceso para aprender a usar el inodoro. Se acabaron para siempre los días en que tenía que llenar el carrito de compras con pañales (al menos con este niño), y los pocos "accidentes" que el niño aún tiene son manejables. Pero la finalización del entrenamiento para ir al baño significa mucho más que liberarse de los pañales. Al aprender a controlar su función corporal, su hijo se ha acercado significativamente al autodominio —la meta de todo niño pequeño. Al responder al deseo suyo de que usara el inodoro "como un niño grande" y al practicar esta nueva destreza acertando una y otra vez, el niño ha adquirido una maravillosa y nueva sensación de competencia e incluso de independencia. Este sentimiento de poder superar exitosamente un desafío, le dará más confianza en otras áreas de su vida, incluyendo los retos sociales y académicos. Aun cuando se presenten accidentes ocasionales, es importante reconocer el nivel de logro que su hijo ha logrado al aprender a usar el inodoro.

◆ ¿QUÉ APRENDERÁ ACERCA DE USTED MISMO?

Una de las fascinaciones de ser padres es que muchas de las suposiciones que teníamos y que llevábamos tiempo sin explorar, así como emociones enterradas, salen a flote a medida que interactuamos con nuestros hijos. Cuando su hijo nació, usted tal vez se sorprendió de cómo reaccionó ante esta nueva experiencia. Quizás sintió asombro o temor por el acto del parto, maravilla o aprehensión acerca de la lactancia materna, confianza o ansiedad la primera vez que tuvo a su bebé en brazos. El

LO QUE SE NECESITÓ PARA EL ENTRENAMIENTO

Al aprender a usar el baño por su cuenta sin que nadie se lo recuerde, su hijo ha tenido que adquirir las siguientes destrezas:

- Reconocer la necesidad de ir al baño
- Comparar su conducta con la de otros
- Formularse un plan para llegar hasta el baño a tiempo y llevarlo a cabo
- Recordar instrucciones y acciones de una sesión a otra en la bacinilla
- Quitarse sus propia ropa y volvérsela a poner
- Expresar en palabras su necesidad de ir, junto con cualquier temor, ansiedad, confusión o resistencia que pueda sentir
- Superar las distracciones y permanecer enfocado en el hecho de ir al baño
- Despertarse en la noche cuando sienta ganas de orinar; levantarse de la cama y dirigirse al baño por su cuenta
- Mantener estos nuevos hábitos incluso en ambientes desconocidos y en situaciones de estrés

entrenamiento para usar el inodoro también evoca una amplia variedad de sentimientos, muchos de los cuales pudieron haber estado profundamente enterrados en su subconsciente hasta ahora: competitividad, ansiedad, enojo, sensación de necesidad, ambición y un caudal de diversas emociones. Con razón o no, tales sentimientos pueden ser difíciles de controlar. Al recordar el proceso de entrenamiento de su hijo para usar el inodoro, piense en sus propias reacciones emocionales —en los sentimientos positivos así como en los negativos que usted ahora lamenta. ¿Por qué cree que sus emociones se agitaron en tales circunstancias? ¿Qué hizo cuando sintió todo aquello? ¿Halló formas de expresar sus emociones que no lesionaran la autoestima del niño y que condujeran a soluciones positivas? ¿Qué aprendieron acerca de ustedes mismos a través de esas interacciones que pueden generalizarse a otras situaciones de la crianza?

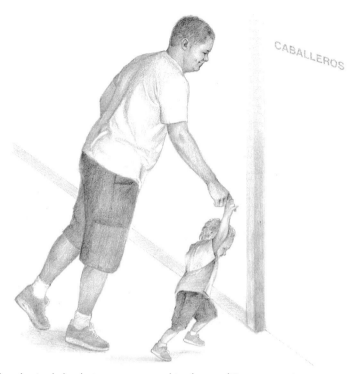

Al haber dominado las destrezas para usar el inodoro, su hijo reconocerá la necesidad de ir al baño, incluso en lugares públicos.

El entrenamiento para usar el inodoro es una tarea valiosa que todo padre debe asumir. Pero su mayor valor descansa en el poder de enseñarle a los padres más acerca de sus hijos, de sí mismos y de su vida familiar en común. Idealmente, en los años por venir, usted podrá basarse en las lecciones aprendidas durante esta tarea para comunicase efectivamente, promover una conducta deseable, enfrentar nuevos retos de modos positivos y enseñarle a futuros niños a usar el inodoro con mayor facilidad.

LA HISTORIA DE UNA MADRE

UN LAPSO EN EL TIEMPO

"No fue sino hasta que le enseñé a Emma, mi segunda hija, a usar el inodoro, cuando hice la conexión entre mis propios hábitos y mis esfuerzos efectivos por enseñarle cosas. Con mi primer hijo, Ricardo, no estuve preparada: nunca me acordaba de empacar una muda de ropa o toallitas húmedas ni prepararme de ningún otro modo para los posibles accidentes. Como resultado, siempre que Ricardo tenía un accidente fuera de casa (o incluso en casa), yo tendía a descontrolarme por completo. Estos arranques emocionales de mi parte eran muy difíciles para ambos y no remediaban en nada la situación. Seis años más tarde, entrenando a mi hija Emma, ya era una madre más experimentada y había aprendido a prepararme. Reuní todos los utensilios de limpieza necesarios incluso antes de presentarle la bacinilla y nunca salía de casa sin una muda de ropa. Era increíble lo distintas que eran las cosas, no sólo en mi nivel general de estrés sino también en mi relación con Emma y en su nivel de autoestima. Desde que el período de entrenamiento para el inodoro terminó, me ha parecido muy fácil enseñarle nuevas cosas. Ella es una personita muy segura de sí misma y sabe que no voy a perder las casillas si comete un error. Es difícil creer lo beneficioso que resulta recordar empacar una bolsa o forrar el colchón de la cama con un plástico. En general, diría que al entrenar a mis hijos para usar el inodoro aprendí tantas lecciones valiosas sobre el autodominio como las que les enseñé a ellos".

ELENA, MAMÁ DE RICARDO Y EMMA

◆ ¿QUÉ APRENDERÁ ACERCA DE SU HIJO?

El proceso de entrenamiento para usar el inodoro no sólo le ofrece a usted nuevas impresiones sobre sus propias emociones, actitudes y enfoques de crianza, sino que le permite darle un fascinante vistazo a la personalidad y estilo de aprendizaje de su hijo. Una vez que el proceso de entrenamiento ha finalizado, piense en las experiencias que vivió su hijo. ¿Qué partes del proceso fueron fáciles para él y cuáles fueron más difíciles? ¿Le costó trabajo quedarse sentado en la bacinilla por más de unos treinta segundos? ¿Se concentraba tanto en otras actividades que a menudo se olvidaba de ir al baño? ¿Tuvo tendencia a imitar lo que hacía el niño con el que estuviera en determinado momento —usando la bacinilla si el otro lo hacía pero teniendo accidentes si el otro niño todavía usaba pañales? ¿Qué técnicas de entrenamiento fueron más efectivas para el niño: hablarle largamente sobre el uso de la bacinilla o simplemente colocarlo en la bacinilla siguiendo un horario regular, o tan sólo dejarlo que él mismo sintiera en qué momento necesitaba ir al baño? ¿Le gustaba que usted le recordara que debía ir al baño o percibía esto como una forma de controlarlo y por lo tanto se resistía? ¿Respondía mejor a los abrazos y besos, palabras de elogio, estrellitas en una tabla o promesas de actividades divertidas si permanecía seco durante el día o por una semana entera?

TOMANDO NOTAS

Los niños cambian mucho a medida que crecen, pero ciertos elementos de su personalidad y de su estilo de aprendizaje permanecen sorprendentemente estables con el transcurso del tiempo. Antes de cerrar la puerta a este episodio de entrenamiento, tome algunas notas sobre lo que usted observó acerca del enfoque de su hijo al aprendizaje y qué técnicas de entrenamiento son más efectivas para él. Le sorprenderá lo fácil que es transferir las lecciones que ha aprendido en esta etapa a otras experiencias de aprendizaje en los años por venir.

Un padre observador notará lo efectivo que resulta el refuerzo positivo en comparación a las críticas o castigos. El deseo de complacer a sus padres —y de ser elogiados, queridos y recompensados— es extremadamente poderoso en la mayoría de niños pequeños. El entrenamiento para usar el inodoro es una de las ocasiones más óptimas para presenciar y apreciar esta motivación en su niño. A medida que su hijo pasa del kindergarten a la escuela elemental, su continuo interés positivo y recompensas a su progreso mantendrán vivo el deseo del niño por complacer, ayudándolo a alcanzar triunfos académicos, sociales y personales.

◆ ¿QUÉ APRENDERÁ ACERCA DE SU FAMILIA?

Durante el proceso de entrenamiento para usar el inodoro tendrá muchas oportunidades de percibir de qué modo trabaja su familia junta. En el curso de los seis meses o más que suele tardar el entrenamiento del baño, probablemente notará que usted (o su pareja) asume el papel de disciplinador en la familia mientras que su pareja (o usted) prefiere un enfoque más permisivo. (Todas las referencias a la pareja que se hacen en esta sección pueden aplicarse a cualquier otro adulto involucrado en la crianza de su hijo.) O quizás note que su hijo suele recurrir a uno de los padres cuando tiene un accidente y al otro cuando tiene un acierto. Usted y su pareja también podrán aprender a reconocer los signos que indican en qué momento alguno de los dos ha llegado a su límite, exigiendo de una intervención rápida por parte del otro. Por último, es posible que usted note que uno de los dos está más inclinado a "hacer las cosas" por el niño, mientras que el otro procura ayudarlo a que sea lo más independiente posible —un patrón que podría perdurar por muchos años.

Aunque usted notará que muchos de estos patrones creados continuarán a través de la niñez de su hijo, otros cambiarán varias veces durante el transcurso de los años: Su hijo podría recurrir a un padre más que al otro durante cierto período y luego cambiar de preferencia; puede elegir a uno de los dos como su confidente y al otro como su compañero de juegos. Lo primordial es recordar que tendrá una relación con cada padre aparte, y que esto será parte del proceso de crecimiento y de llegar a encontrar su propia identidad.

Sin embargo, usted puede emplear sus observaciones acerca de los patrones familiares para hacer los cambios que considere necesarios. Quizás perciba que los dos tienden a "confabularse" cuando su hijo comete un error, abrumándolo en lugar de permitirle que comprenda y corrija su error. O tal vez note que cuando usted y su pareja no están de acuerdo sobre cómo solucionar un problema de crianza, cada uno tiende a seguir su propio curso de acción, socavando los esfuerzos del otro en lugar de llegar a un compromiso viable. Reserve algún tiempo para hablar de estos temas a solas con su pareja o con el pediatra de su hijo. Incluso podrían hablar con el niño a un nivel elemental sobre qué técnicas de la crianza lo hacen sentir mejor o peor.

"¿QUÉ HARÍA DIFERENTE?"

Nadie es perfecto y casi todos los padres llevan dentro de sí una lista mental de cosas que harían diferente si tuvieran la oportunidad de revivir una experiencia determinada con su hijo. A continuación hay una lista de resoluciones comunes luego del entrenamiento para usar el inodoro que usted podría considerar a medida que anticipa los años futuros.

• **"Identificaría mis detonantes emocionales y bajaría la guardia cuando los sintiera"**. Todos tenemos reacciones emocionales a ciertas situaciones. Es un hecho que los niños pequeños tienden a provocar sin querer nuestra impaciencia, enojo u otros sentimientos negativos a medida que luchan por aprender una conducta apropiada. Al enseñarle a su hijo a usar el inodoro, usted pudo haber notado que perdía el control de sus emociones más fácilmente cuando no había dormido lo suficiente, cuando no se había preparado para cierta cosa, o cuando tenía distracciones laborales. Probablemente reconoció las señales de que su enojo se le estaba escapando de las manos. Al identificar estas señales de peligro con anticipación, usted puede enseñarse a bajar la guardia *antes* de perder los estribos y hacer una pausa, hablar con otro adulto o usar otro método para desahogarse.

• "Esperaría a estar a solas con mi pareja antes de iniciar una discusión sobre su estilo de crianza". Ciertos estudios han demostrado que los desacuerdos o conflictos entre los padres sobre el establecimiento de reglas y las técnicas de refuerzo tienen un efecto más negativo a largo plazo en los niños que el uso consistente de prácticas aún cuando éstas sean menos ideales (aparte de abuso físico, verbal o emocional, lo que nunca debe tolerarse). Si está totalmente en desacuerdo con el estilo de crianza de su pareja, traten de llegar a un acuerdo en privado —ahora, antes de que se presente otro conflicto con su hijo— y concéntrense en reforzar este nuevo método de manera consistente. Las parejas que no pueden ponerse de acuerdo con respecto a la filosofía básica de crianza del otro, deben concentrarse en lo específico: por ejemplo, acordar con anticipación lo que harán cuando el niño se niegue a ir al baño, o cuando suplique que le den dulces justo antes de la cena. También es recomendable que estas parejas consulten con el pediatra del niño.

• "Me preocuparía menos acerca del reguero y me concentraría más en la autoestima de mi hijo". El caos inesperado es parte de la vida cotidiana en familia. Siempre es posible limpiar el reguero que hace un niño. Lo importante es que su hijo entienda que es amado, valorado y respaldado.

• "Trataría de mantener el sentido del humor y recordar que esto terminará por pasar". Los padres a menudo se sorprenden al recordar el proceso de entrenamiento para usar el inodoro y ver que lo que les pareció como una serie interminable de retos, duró tan sólo unos pocos meses o más. Es un hecho que los niños crecen demasiado pronto. Con un poquito de esfuerzo, hasta las etapas más difíciles pueden volverse divertidas y fascinantes la mayor parte del tiempo.

◆   ◆   ◆   ◆

◆ DISFRUTANDO A SU HIJO AUTOSUFICIENTE

Cuando llegue el momento en que su hijo le diga adiós a los primeros años de la infancia para seguir adelante, usted podrá felicitarse de haber completado un gran reto de la crianza. Su hijo ha adquirido mayor confianza e independencia como resultado de los esfuerzos paternos por ayudarlo a alcanzar uno de los hitos en su desarrollo. El orgullo de su niño de ser capaz de dominar una nueva destreza respaldarán su desarrollo posterior. El simple hecho de haber experimentado el placer de alcanzar una meta propiciará su éxito más adelante. En los años por venir se presentarán accidentes de tanto en tanto. Lo importante es que su hijo y su familia han logrado algo juntos y que usted ahora está mejor equipada para enfrentar los retos que le esperan.

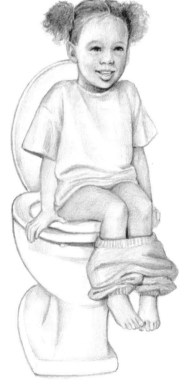

A través del entrenamiento para usar el inodoro, su hijo ha aprendido a alcanzar metas, adquirir confianza e independencia y desarrollar destrezas físicas y emocionales que le ayudarán a lo largo de su vida.

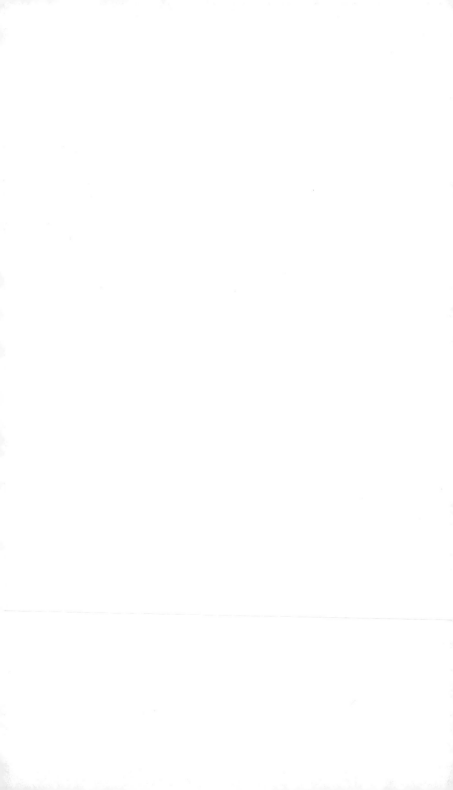

Recursos

❖ ❖ ❖ ❖

Recursos de la Academia Americana de Pediatría

La Academia Americana de Pediatría (AAP) diseña y produce una amplia variedad de materiales educativos para el público dirigida a enseñar a padres e hijos la importancia de la prevención y del cuidado médico terapéutico. Algunos ejemplos de estos materiales incluyen:

- Folletos y hojas de datos sobre una diversidad de asuntos relativos a la salud y la crianza, incluyendo alergias, cuidado infantil, divorcio y padres solteros, crecimiento y desarrollo, prevención de lesiones, inmunizaciones, dificultades en el aprendizaje, lactancia materna, nutrición y buen estado físico, problemas en el sueño, prevención de abuso de sustancias e influencia de los medios de comunicación en los niños y jóvenes.
- Videos sobre inmunizaciones, cuidado del recién nacido, educación nutricional y asma.
- Libros sobre cuidado infantil para niños de diversos grupos de edades, incluyendo el primer año de vida, del nacimiento a los 5 años, de los 5 a los 12 años y de los 12 a los 21 años, así como títulos sobre temas específicos relacionados con síntomas comunes, nutrición, sueño, asma y alergias y lactancia materna.

- Sedes informativas por la Internet. La Sede de la Academia, en el www.aap.org, responde a preguntas sobre la salud del niño y ofrece información sobre todos los aspectos de la crianza, desde prevención de lesiones hasta citas entre adolescentes, desde miedos y fobias hasta uso del asiento protector para el auto. Toda la información en esta sede ha sido revisada y aprobada por la Academia Americana de Pediatría y representa la sabiduría colectiva de más de 57,000 pediatras. Los padres también pueden tener acceso a información de salud para consumidores en www.medem.com, una red electrónica sobre temas de salud creada por la AAP y otras sociedades médicas líderes.
- Recuerde también sintonizar el programa *Kids HealthWorks* en el canal de televisión por cable Discovery Health. Revise sus listados locales para enterarse de los horarios en su área.

Para mantenerse al tanto de los nuevos materiales de educación pública de la AAP, sírvase visitar las sedes electrónicas anteriormente anotadas.

Libros para niños

Frankel, Alona. *Once Upon a Potty.* HaperCollins, 1999.
Uno de los libros más conocidos sobre el tema, que explica a niños de 1 a 4 años el proceso de entrenamiento para ir al baño, desde la llegada de la bacinilla a la casa hasta la despedida de los pañales. Versiones disponibles para niños y niñas.
Kriegman, Janelle y Mitchell Kriegman. *When You've Got to Go!, (Bear in the Big Blue House).* Simon Spotlight, 2000.
Bear, el encantador protagonista de este libro, recomienda prestar atención a las señales del cuerpo con el fin de prevenir accidentes. Los niños se sentirán reconfortados al saber que si tienen un "accidente" éste es fácil de remediar y no debe ser motivo de vergüenza. Disponible en carátula blanda y en versión interactiva con solapas para levantar.

Lewison, Wendy Cheyette. *The Princess and the Potty.* Aladdin Paperbacks, 1998

Un encantador y alegre vistazo a las muchas formas en las que la personalidad y los gustos obstaculizan y ayudan a la vez el proceso de aprendizaje para usar el inodoro. Al final, la "princesa" es atraída al uso del baño por un par de calzoncitos coquetos. Este libro tranquilizará a su hijo (y a usted) al saber que el entrenamiento para usar el inodoro se dará en el momento adecuado y al ritmo del niño.

Sanschagrin, Joceline. *Caillou—Potty time.* Chouette Publishing, 2000.

Una excelente introducción de género neutral a los sentimientos que muchos niños tienen al comenzar a usar la bacinilla. Ayuda a los bebés mayorcitos y preescolares a superar las emociones y procesar nueva información sobre el uso del baño. Encantadores ilustraciones en las que aparece un niño de verdad, en lugar de los animalitos que aparecen en tantos libros sobre el tema de la bacinilla.

Taro, Gomi. *Everyone Poops.* Kane/Miller Book Publishers, 1993.

Una abierta y humorística exposición del proceso digestivo dirigida al nivel de comprensión de niños pequeños e ilustrada con imágenes brillantes y cautivantes.

Wilson-Max, Ken, y Liza Baker. *Flush the Potty!* Cartwheel Books, 2000.

Con un botón especial —oprímelo y oirás el sonido del desagüe del inodoro— este libro puede mantener a los niños pequeños en la bacinilla el tiempo suficiente para lograr su cometido. Incluye una rima fácil de memorizar y repetir. Un divertido libro de actividades para los pequeños "aprendices".

Worth, Bonnie, et al. *I Can Go Potty*, Golden Books, 1999.

Kermit, la Rana, (conocida en español como la Rana René) comunica a sus pequeños lectores la alegría de usar el baño independientemente.

Libros para padres

Baker, Bruce L., Alan J. Brightman, Jan B. Blacher, Louis J Heifetz, et al. *Steps to Independence: Teaching Everyday Skills to Children with Special Needs.* Paul H. Brookes Publishing Company, 1997.
Este libro asume el enfoque conductista para ayudar a los niños que tienen Síndrome de Down, demoras en el desarrollo y otras necesidades especiales, a cuidarse a sí mismos. Incluye un excelente capítulo sobre entrenamiento para usar el inodoro.
Mack, Alison y David Wilensky. *Dry All Night: The Picture Book Technique That Stops Bedwetting.* Little, Brown and Company, 1990.
La primera parte de este libro va dirigida a los padres y el resto es una guía ilustrada sobre el entrenamiento para usar el inodoro dirigido a los niños. Este enfoque de trabajar en familia para ponerle fin al hecho de que un niño moje la cama, puede estimular a su hijo a levantarse e ir al baño en la noche una vez que su cuerpo sea lo suficientemente maduro para hacerlo.
Shelov, Steven y Robert E. Hanneman. (eds.) *El cuidado de su hijo pequeño: Desde que nace hasta los 5 años.* Bantam Doubleday Dell, 1998.
La guía integral de la Academia Americana de Pediatría sobre el cuidado de los niños menores de seis años.
Wheeler, María. *Toilet Training for Individuals with Autism and Related Disorders: A Comprehensive Guide for Parents and Teachers.* Future Horizons, 1998.
Un manual fácil de usar que cuenta con más de 200 consejos de entrenamiento para los padres, junto con muchas anécdotas que ofrecen soluciones únicas a problemas comunes.

Cintas de video

Bear in the Big Blue House—Potty Time with Bear.
Un vivaz y entusiasta video que acompaña al libro sobre entrenamiento para usar la bacinilla.

It's Potty Time. Duke University Medical Center. Disponible a través de Learning Through Entertainment, Inc., (800)445–5142.
Diseñado por expertos en desarrollo infantil de la Universidad de Duke, este video incluye canciones relacionadas con el uso de la bacinilla para niños pequeños.

Now I Can Potty. Stephani Richards, directora.
Estas canciones acerca del uso de la bacinilla pueden ser muy efectivas con niños pequeños que tengan una orientación hacia la expresión verbal y musical.

Once Upon a Potty. Alona Frankel.
Versión en video del popular libro del mismo nombre, disponible para niños y niñas.

Toilet Training Your Child. T. Berry Brazelton, MD, et.al.
Este video para padres le permitirá observar a otros adultos entrenar a sus hijos para usar el inodoro de modos positivos y efectivos.

Sedes electrónicas y recursos en línea

www.aap.org
La sede electrónica de la Academia Americana de Pediatría brinda información acerca de todos los aspectos de la crianza y la salud de los niños.

www.medem.com
Fundada por sociedades médicas líderes, Medem ofrece a las familias información médica confiable, incluyendo consejos sobre el entrenamiento para usar el inodoro y qué hacer cuando el niño se ensucia en los pantalones o moja la cama.

www.adapt-ability.org

Una organización independiente, sin fines de lucro dirigida a personas
con discapacidades. Suministra información sobre modificación del
hogar para permitir un uso más seguro y fácil del baño.

www.kidney.org

Esta sede electrónica de la Fundación Nacional del Riñón brinda
información acerca de los niños de seis años en adelante que mojan
la cama. Incluye un folleto en línea, titulado "When Bed-wetting
Becomes a Problem" (Cuando el mojar la cama se vuelve un
problema).

www.maxaids.com

Una amplia variedad de productos para el baño dirigidos a personas
con discapacidades, incluyendo sillas-retretes, sillas elevadoras para
inodoro y otros equipos.

www.medicine.uiowa.edu

La sede electrónica del Centro para Discapacidades en el Desarrollo
es un valioso recurso de información al cuidar de niños con
necesidades especiales.

www.zerotothree.org

Información excelente sobre crianza de bebés, niños pequeños y
preescolares de parte de profesionales en la primera infancia. Zero
to Three es una organización nacional sin fines de lucro dedicada a
fomentar el desarrollo saludable de niños pequeños.

Organizaciones

Asociacion de Espina Bífida de América
4590 MacArthur Blvd., NW, Suite 250
Washington, DC 20007-4226
(800) 621–3141 ó (202)944–3285
www.sbaa.org

Una fuente de información sobre publicaciones y grupos locales de apoyo para ayudar a las familias de niños con espina bífida.

Fundación Nacional del Riñón
30 East 33rd Street, Suite 1100
New York, NY 10016
(888) WAKE–DRY
www.kidney.org

Información para padres de niños de seis años en adelante que mojan de la cama.

Índice

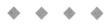

Las páginas de ilustraciones aparecen en cursiva.

Acerca de los autores

◆ ◆ ◆ ◆

LA ACADEMIA AMERICANA DE PEDIATRÍA es una organización de 57,000 pediatras de cuidado primario, subespecialistas pediátricos y especialistas pediátricos dedicados a la salud, seguridad y bienestar de los infantes, niños, adolescentes y adultos jóvenes. Entre los libros de la AAP publicados en español figuran *El cuidado de su hijo pequeño: Desde que nace hasta los cinco años*, *Guía para enseñar al niño a usar el inodoro* y *Nueva guía de lactancia materna*.

MARK WOLRAICH, M.D., es Profesor de Pediatría de CMRI/Shaun Walters, Jefe de la Sección sobre Desarrollo y Comportamiento Pediátricos y Director del Centro de Estudios Infantiles del Centro de Ciencias de la Salud de la Universidad de Oklahoma. Ha tenido una activa participación tanto en la Academia Americana de Pediatría como en la Sociedad de Desarrollo y Comportamiento Pediátricos donde fue presidente.

SHERILL TIPPINS ha escrito muchos libros para padres, incluyendo *Two of Us Make a World*, la serie Watch Me Grow (Mírame crecer) y, en conjunto con la Academia Americana de Pediatría, la *Nueva guía de lactancia materna*.